儿科疾病
中西医结合治疗

ERKE JIBING ZHONGXIYI JIEHE ZHILIAO

葛兴净　古　飞　孙晓慧　屈庆伟　主编

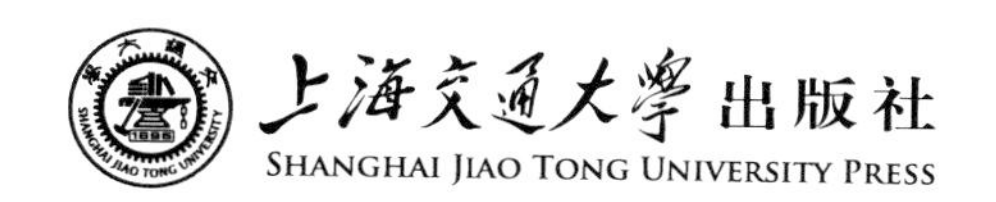

内容提要

本书涵盖了新生儿疾病、循环系统疾病、呼吸系统疾病、消化系统疾病、泌尿系统疾病等的病因病机、临床表现、诊断与治疗等内容。此外，还介绍了儿科常见的免疫系统疾病的中西医结合治疗的相关内容。本书主要供基层儿科医务工作者参考、使用。

图书在版编目（CIP）数据

儿科疾病中西医结合治疗 / 葛兴净等主编. --上海 ：
上海交通大学出版社，2022.9
ISBN 978-7-313-26513-5

Ⅰ. ①儿… Ⅱ. ①葛… Ⅲ. ①小儿疾病－中西医结合疗法 Ⅳ. ①R720.5

中国版本图书馆CIP数据核字（2022）第139945号

儿科疾病中西医结合治疗

ERKE JIBING ZHONGXIYI JIEHE ZHILIAO

主　　编：葛兴净　古　飞　孙晓慧　屈庆伟
出版发行：上海交通大学出版社
地　　址：上海市番禺路951号
邮政编码：200030
电　　话：021-64071208
印　　制：广东虎彩云印刷有限公司
经　　销：全国新华书店
开　　本：710mm × 1000mm 1/16
印　　张：12.75
字　　数：221千字
插　　页：2
版　　次：2023年1月第1版
印　　次：2023年1月第1次印刷
书　　号：ISBN 978-7-313-26513-5
定　　价：198.00元

编委会

主　编

葛兴净（山东省日照市中医医院）

古　飞（山东省鱼台县人民医院）

孙晓慧（山东省临清市人民医院）

屈庆伟（山东省滕州市东郭中心卫生院）

副主编

李　斌（山东省泰安市中医二院）

马丙送（江苏省灌云县人民医院）

刘　帅（河北省儿童医院）

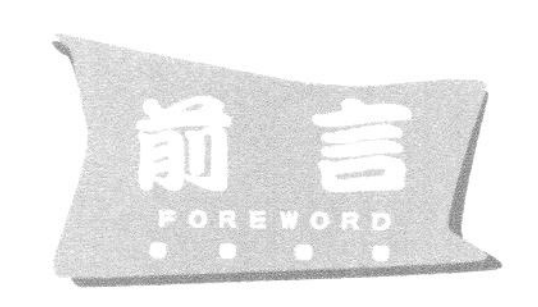

新生儿期至青春期是从幼儿发育到成人的特殊阶段，其发病特点、疾病种类与成人不同。小儿时期疾病不仅涵盖了成人所有的疾病种类，还有成人时期不可能罹患的某些疾病。另外，由于幼儿及低龄儿童对疾病表述能力的缺陷，儿科通常被称为“哑科”。因此，儿童疾病与成人疾病相比，临床工作更为复杂，涉及范围更广，诊断与治疗更加困难，需要儿科临床医务工作者必须具备足够的临床经验。医学科技飞速发展，各种医疗新技术、新方法不断涌现，对儿科临床医务工作者的医疗水平提出了更高的要求。尤其是对低年资的儿科临床医务工作者来说，既要学习儿童特有疾病的病因、病理知识，也要熟知儿科临床各种诊断技术，更要掌握儿科疾病常用药物和安全剂量，还要了解传统中医儿科特色疗法及现代医学儿科临床诊疗新技术。

基于上述情况，以“总结经验，相互学习，交流体会，指导临床”为出发点，我们特联合长期工作在儿科临床一线的专家，共同编写了《儿科疾病中西医结合治疗》一书。本书从中西医不同角度，对儿科常见疾病、多发疾病进行了全面阐述，以科学性、实用性和指导操作性为宗旨，结合各位专家多年来的儿科临床实践经验编写而成。

本书主要介绍了儿科常见疾病的病因病机、临床表现、诊断与治疗等内容，包括新生儿疾病、循环系统疾病、呼吸系统疾病、消化系统疾病、泌尿系统疾病等。此外，还介绍了儿科常见的免疫系统疾病的中西医结合治疗的相关内容。本书内容条理清楚，重点突出，紧密结合临床实践，既有一定深度和广度，又有实际应用价值，是一本实用性较强的参考书籍，主要供基层儿科医务工作者参考、使用。

由于编写时间仓促和缺乏经验，书中存在的不足和错误之处，恳请各位读者予以指正，以便进一步修订完善。

《儿科疾病中西医结合治疗》编委会

2022 年 3 月

目录
CONTENTS

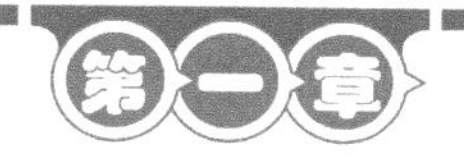

新生儿疾病

第一节　新生儿产伤

新生儿产伤是在分娩过程中造成的新生儿不同部位的损伤，严重者可致残。由于产科技术的进步，近年来产伤的发生率已明显减少。常见的产伤有以下3种类型。

一、头颅血肿

头颅血肿多是由于胎位不正、头盆不称，胎头在分娩过程中受产道骨性组织的挤压，使骨膜下血管破裂，局部血液留滞而形成。血肿多发生在颅骨的顶结节部位，可单侧或双侧同时出现，在出生后数小时或数天内逐渐扩大，边界清楚，不越骨缝，表面皮肤光滑，有波动感，血液机化后变硬如骨组织，数周乃至数月后逐渐被吸收或与骨组织融为一体。其危险性在于较大血肿发病早期，因大量血液溢出血管外造成贫血，或红细胞短时间内被大量破坏，出现高胆红素血症，并诱发胆红素脑病。头颅血肿一般不需治疗，为防止感染，避免局部针刺抽吸，对于并发症应及时予以治疗。应注意鉴别以下疾病：①先锋头又称产瘤，是分娩过程中先露部位较长时间受压，头皮下循环受阻而出现的头皮下水肿。2～3天可自然消失。②帽状腱膜下出血，出血发生在帽状腱膜与骨膜之间，此处组织疏松，出血量大，甚至可发生失血性休克。

二、锁骨骨折

锁骨骨折的发生常常与小儿的出生体重、分娩方式等因素有关，发生率占产伤的1.5%左右。许多病例临床症状不明显，仅仅是在拍胸部X线时发现，当骨折部位有错位或已长出骨痂，仔细触诊可以发现。移动患侧上臂，患儿可出现疼痛的表情，且患侧拥抱反射减弱或消失。当有难产病史时，即应考虑到此病，进行细致的体格检查,并通过X线检查确诊。骨折部位无错位时,一般不需治疗,2周左右可自愈,但需注意保护患肢,勿过多牵拉移动。

三、臂丛神经麻痹

臂丛神经麻痹多由于胎儿体重过大、肩难产、胎位不正、分娩困难等,使胎儿娩出时臂丛神经受牵拉损伤而致肌麻痹。臂丛神经是由$C_{5\sim8}$及$T_{1\sim2}$神经构成。当$C_{5\sim6}$神经根受损伤,表现为患肢垂于体侧,上臂内旋,肘部弯曲,肩不能外展,患侧肱二头肌腱反射及拥抱反射消失,称上丛型,此型最多见。当$C_{7\sim8}$神经根受损伤,则腕下垂,可有大小鱼际肌萎缩,称下丛型,此型临床较少见。如T_1神经根的交感神经纤维受损,可引起Horner征,表现为眼睑下垂、眼裂变小、眼球稍陷、瞳孔缩小。如全臂丛损伤,则肢体松软,近远端均无运动,诊断时除临床体征外,肌电图检查有助于损伤定位。尽早地物理康复治疗对缓解神经纤维水肿,防止肌肉萎缩有积极的作用。如发生神经根撕裂等严重损伤,需手术治疗,进行神经束吻合术。

第二节　新生儿休克

休克是由各种病因引起的全身器官微循环障碍,导致以组织细胞缺氧缺血、代谢紊乱和脏器功能损害为特征的危重临床综合征,休克是新生儿常见的急症。与其他年龄小儿相比,新生儿休克的病因更复杂,病情进展迅速,死亡率高达50%。早期症状不明显,至血压下降症状明显时,病情常难以逆转,且在病因、病理生理及临床诸方面都有其特殊性。因此临床最重要的问题是早期诊断及时治疗。

一、病因

(一)心源性休克

心源性休克主要见于心肌功能不全、窒息缺氧、先天性心脏病及心律失常等导致心脏功能的衰竭。

(二)感染性休克

由内源性或外源性感染,细菌释放内、外毒素进入循环血内所致。以革兰阴性细菌感染最常见。

(三)低血容量性休克

由产时出血、新生儿期出血等因素造成患儿急性、亚急性失血所致。

(四)神经源性休克

分娩所致的脑损害,如大量的颅内出血或严重的缺氧缺血性脑病。

(五)药源性休克

较少见,多由血管扩张剂等的不适当应用所致。

其中以感染引起的新生儿感染性休克与窒息引起的新生儿心源性休克最为常见。

二、临床表现

(一)心排血量减少所致的症状及体征

早期血压正常或略升高,以后血压下降,新生儿平均动脉压小于其胎龄,股动脉搏动弱或未能触及,心音低钝,心率增快超过160次/分或心率减慢低于100次/分。

(二)微循环障碍所致的症状及体征

皮肤颜色苍白或青灰,可有花斑纹;肢端发凉,上肢达肘部,下肢达膝部,指端与肛门温度相差6℃以上;皮肤毛细血管再充盈时间延长(足跟部≥5秒、前臂内侧≥3秒)。

三、辅助检查

(一)血气分析

休克时存在复杂的血气与酸碱平衡失调,常有阴离子间隙增高。代谢性酸中毒是最早、最敏感的变化,且与休克呈正相关,血pH<7.0已为严重休克,pH<6.8则预后不良。通常休克患儿的$PaCO_2$并不升高,如$PaCO_2$突然升高,注意合并肺水肿的可能。

(二)体液因子、细胞因子及炎症介质检查

前炎症介质如肿瘤坏死因子(TNF)、白细胞介素(IL)、凝血因子如组织因子(TF)、抗凝血酶(AT)等均可见不同程度的升高或下降。

(三)中心静脉压

中心静脉压(central venous pressure,CVP)是监护休克患儿液体需要量的重要

指标，其反映右心房充盈压，新生儿的CVP应维持在0.7～1.1 kPa(5～8 mmHg)。测量CVP有助于判定休克的种类、输液的量及利尿剂的应用，如CVP<0.7 kPa(5 mmHg)，考虑低血容量性休克或液体量不足，可以继续扩容。如CVP>1.1 kPa(8 mmHg)，考虑心源性休克或血容量已足，继续扩容可加重心脏负担，使休克恶化。

(四)其他

胸片、心电图、心脏、腹部、头颅B超、凝血全套及弥散性血管内凝血(disseminated intravascular coagulation，DIC)全套检查、电解质及肾功能检查、血常规、血培养等均有助于病因或病情的诊断。

四、诊断

(一)临床诊断

根据病史、详细体检，一般可诊断。对有可能发生休克的新生儿，应密切观察和监测休克的早期诊断指标，如皮肤颜色苍白，肢端凉至膝、肘关节以下，以及前臂内侧皮肤毛细血管再充盈时间超过3秒，股动脉搏动减弱等，及早作出诊断和治疗。

(二)病因诊断

1.心源性休克

有心脏原发病，常伴有心功能不全、心律失常和肺动脉高压症状，须注意心力衰竭方面的表现与检查，如心电图、胸片、心脏彩超等检查。

2.低血容量性休克

可见皮肤苍白、CVP下降。失血引起的休克有贫血，红细胞比容下降。

3.感染性休克

早期表现为发热，呼吸、心率增快，持续性酸中毒，血乳酸明显升高，晚期为低血压，严重者可导致多器官功能衰竭、CVP增高。

4.窒息性休克

有严重的窒息史，心脏扩大，心肌酶学异常，心电图多有心肌缺血改变，CVP升高。

(三)分度诊断

目前新生儿休克程度的判断常依据cabal休克评分法分度，见表1-1。轻度：3分；中度：4～7分；重度：8～10分。

表1-1 新生儿休克评分标准

评分	皮肤颜色	皮肤再充盈时间/s	四肢温度	股动脉搏动	收缩压/mmHg
0	正常	<3	肢端温暖	正常	>60
1	苍白	3～4	凉至膝肘关节以下	弱	45～60
2	花斑纹	>4	凉至膝肘关节以上	触不到	<45

五、治疗

(一)治疗原则

近年来提出“休克复苏”概念，强调休克应尽早治疗。早期复苏能有效改善器官组织的低灌注，纠正组织缺氧。氧代谢紊乱纠正以后，仍然有部分患儿因全身炎症反应、缺血再灌注和肠道细菌、毒素移位而最终发生多器官功能障碍综合征。因此，防治多器官功能障碍综合征是休克复苏治疗的根本目标。

(二)治疗方案

新生儿休克的治疗方案通常包括扩容、纠正负性肌力因素、血管活性药物等。

1.扩容

目前研究发现用等渗晶体液比用清蛋白胶体液进行急性扩容好，因为等渗晶体液更容易获得，成本更低，感染等并发症更少。更重要的是并未发现清蛋白比生理盐水治疗低血压更有效。考虑低血容量时10～20分钟内注入生理盐水10～20 mL/kg扩容，然后根据心率、血压及毛细血管再充盈时间等血流动力学指标评估是否继续输液。若循环无明显改善，可再予第2次及第3次10～20 mL/kg的扩容。如果大量失血或弥散性血管内凝血时，建议输注浓缩红细胞和新鲜冷冻血浆。

2.纠正负性肌力因素

窒息、酸中毒、低血糖等其他代谢异常需及时给予纠正，这样可以提高心排血量。此外，循环衰竭的婴儿经常会出现低钙血症，尤其是输入大量液体复苏时，必须纠正低钙血症。这种情况下补钙经常会有正性肌力作用。

3.血管活性药物

用以升压、强心、改善器官灌注。当给予充分的液体复苏，血容量难以迅速恢复，血压仍低于正常时使用。近年来，应用血管活性药物的目的发生很大变化，不仅要升高动脉压，更需要改善内脏血流灌注。多巴胺和肾上腺素尽管有理想的升压效应，但明显增加肠道和肾脏缺血，而去甲肾上腺素既可升高动脉压，又可改善内脏血流灌注，故逐渐成为抗休克的主要药物，但新生儿休克目前仍首选多巴胺。

轻、中度休克可应用多巴胺5～10 μg/(kg·min)至休克纠正后24小时。重度休克多巴胺起始剂量10 μg/(kg·min)，如15分钟后血压不回升，可每10～15分钟增加2.5 μg/(kg·min)直至多巴胺剂量达20 μg/(kg·min)。如仍无效，可使用去甲肾上腺素，起始剂量0.05～0.1 μg/(kg·min)，每10～15分钟增加0.05 μg/(kg·min)直至剂量达1 μg/(kg·min)。心源性休克时，为增强心肌收缩力，可使用多巴酚丁胺5～15 μg/(kg·min)。若心率低于120次/分，可使用异丙肾上腺素0.05～0.5 μg/(kg·min)，从小剂量开始，维持心率约160次/分。

4.其他药物

糖皮质激素对于胎龄及体重低的早产儿，在存在扩容剂和升压药无效的低血压时使用可能有效。上述作用通过多种机制实现，包括纠正早产儿肾上腺皮质激素不足状态，抑制儿茶酚胺代谢，降低血儿茶酚胺浓度，恢复血管对儿茶酚胺敏感性等。使用方法为氢化可的松3～5 mg/(kg·d)或甲泼尼龙2～3 mg/(kg·d)，分2～3次，疗程1周。

六、预后

休克的病死率各家报道不一致。休克预后与下列因素有关。①与休克分度有关：轻、中度休克病死率为12%，重度休克为82%。②与休克类型有关：心源性者68%，感染性者20%。③与器官衰竭数目有关：>2个者为55%。④与血pH有关：pH>7.15者为20%，pH<7.15者为75%。⑤与原发病能否矫正有关。此外，发病日龄越早，体重越低，诊治越晚，或合并严重皮肤硬肿等均预后不佳。

第三节 新生儿呼吸窘迫综合征

新生儿呼吸窘迫综合征（neonatal respiratory distress syndrome，NRDS）多见于早产儿，肺发育不成熟，产生或释放肺泡表面活性物质（pulmonary surfactant,PS)不足,引起广泛的肺泡萎陷和肺顺应性降低,临床表现为生后不久即出现呼吸窘迫并进行性加重。

一、诊断程序

(一)是不是呼吸窘迫综合征

重要疑诊线索如下。

(1)多见于早产儿,糖尿病母亲的婴儿,剖宫产婴儿,双胎的第二婴,男婴。

(2)生后2～6小时后出现进行性呼吸困难,呼吸窘迫呈进行性加重。表现为呼吸加快、青紫、胸廓吸气性凹陷和呼气性呻吟,早期听诊双肺呼吸音减弱,可闻及细湿啰音。

(二)是不是呼吸窘迫综合征引起的呼吸困难

排除线索如下。

1.湿肺

(1)多见于足月剖宫婴儿,症状轻,病程短,不易和轻型新生儿呼吸窘迫综合征区别。但重症湿肺较难与新生儿呼吸窘迫综合征区别。

(2)生后数小时内出现呼吸加快、发绀、呻吟,呼吸音减弱,甚至有湿啰音,但症状多在24～48小时呈进行性改善,也有个别持续较长时间。

(3)胸部X线显示如下征象:①肺门血管影增加,肺血增多、肺纹理增粗,由肺门放射向外延伸。②肺泡积液,肺野可见斑片状毛玻璃样或云雾状密度增高影。③叶间积液,可见网状条纹状影。④叶间胸膜积液和胸腔积液,叶间胸膜积液常发生于右肺上叶、中叶,胸腔积液量少。

2.宫内感染性肺炎

尤其是B组溶血性链球菌肺炎不易与新生儿呼吸窘迫综合征区别,如孕妇有羊膜早破或妊娠晚期感染史需考虑患儿有发生B组溶血性链球菌感染的可能,可结合辅助检查、胃液培养、细菌培养、呼吸机参数及抗生素治疗效果来鉴别。

3.膈疝

腹部凹陷,患侧胸部呼吸音减弱甚至消失,可闻及肠鸣音,胸部X线见患侧胸部有充气的肠曲或胃泡影及肺不张,纵隔向对侧移位。

4.急性呼吸窘迫综合征

目前认为新生儿期亦可发生急性呼吸窘迫综合征(acute respiratory distress syndrome,ARDS),临床表现似NRDS。这类患儿在生后最初几天尚未发生

NRDS，而是在缺氧、肺炎或重症感染后发生继发性肺表面活性物质缺乏，病情常因原发病的控制而得到缓解。

（三）确诊的重要依据

胸部X线典型改变早期为细颗粒状及网状阴影，分布于两肺野，肺充气不足；重则全肺透亮度消失呈毛玻璃样，可见支气管充气征；最重时可呈“白肺”改变，心影看不清，支气管充气征不明显。

确诊的其他依据如下。

（1）泡沫实验：取患儿胃液1 mL加95%乙醇1 mL振荡15秒，静置15分钟沿管壁有多层泡沫可排除NRDS，反之则考虑为NRDS。

（2）PS测定：卵磷脂/鞘磷脂比值（L/S）在1.5～2可疑，<1.5提示肺未成熟。

（3）血气分析：pH和动脉氧分压降低，动脉二氧化碳分压升高，碳酸氢根减低是NRDS的常见改变。

（4）确诊新生儿呼吸窘迫综合征。

（四）临床评估

（1）呼吸急促为增加肺泡通气量，代偿潮气量的减少。

（2）鼻翼翕动：增加气道横截面积，减少气道阻力。

（3）呼气呻吟：呼气时声门不完全开放，使肺内气体潴留，防止肺泡萎陷。

（4）吸气性三凹征：呼吸辅助肌参与呼吸的结果。

（5）发绀：氧合不足的表现。

（6）支气管肺发育不良：长期应用高浓度、高吸气峰压，对氧产生依赖，胸片可证实。

二、治疗程序

（一）一般治疗

保证液体和营养供应，纠正酸中毒，关闭动脉导管，根据肺内继发感染的病原菌（细菌培养和药敏试验）采用相应抗生素治疗。

（二）供氧和机械呼吸

氧疗和辅助通气。

（1）根据发绀程度选用鼻导管、面罩或头罩给氧，如无缓解，可选择持续气道正压通气。

（2）如吸入氧分数（FiO_2）已达0.8，而动脉血氧分压（PaO_2）仍在6.7 kPa

(50 mmHg)以下则需作气管插管,使用人工呼吸机,吸气峰压不超过 2.9 kPa (30 cmH_2O),平均气道压<0.98 kPa(<10 cmH_2O),呼吸频率 35~45 次/分,吸气时间(I):呼气时间(E)=1:(1~2)。FiO_2 开始时高,以后逐减至 0.4。依病情和血气监测结果来调整呼吸机参数。

(3)除人工呼吸外也可采用高频呼吸,用较小潮气量和较高通气频率进行通气,由于吸气时间短,吸气峰压和平均气道压均低,胸腔内压亦低,有利于静脉回流,常用的方法是高频振荡通气(high frequency oscillation ventilation,HFOV)。因早产儿易发生氧中毒,故以维持 PaO_2 6.7~9.3 kPa(50~70 mmHg)和经皮血氧饱和度 87%~92%为宜。

(三)PS 替代疗法

(1)PS 目前已常规用于预防或治疗 NRDS,一旦确诊,力争生后 24 小时内经气管插管注入肺内,视病情轻重,可给予 2~4 次。

(2)吸入一氧化氮治疗与 PS 合用可提高疗效,剂量$(5\sim20)\times10^{-6}$(质量分数)。

三、临床经验与注意事项

(1)严密观察有发生 NRDS 可能性的新生儿,尤其是胎龄较小的早产儿,一旦生后 12 小时内出现无诱因的呼吸困难应考虑发生 NRDS 的可能。

(2)胸部 X 线是 NRDS 最客观的诊断依据。NRDS 与重症湿肺在临床上有时很难鉴别,需借助X 线片。

(3)NRDS 一旦确诊,应尽早予以持续气道正压通气或机械通气治疗,目的在于防止正常肺泡发生萎陷,使已萎陷的肺泡重新膨胀。

(4)因 PS 的黏滞可发生气道阻塞,故在 PS 从呼吸道扩散到肺泡内之前,应适当增加机械通气的压力,应用 PS 之后,2 小时内尽量不吸痰,当潮气量迅速增加时,应及时下调吸气峰值压(PIP)、FiO_2 以免发生肺气漏及氧中毒。

(5)预防性应用 PS 时,应尽量避免因气管插管时间过长而发生低氧血症,甚至导致早产儿脑损伤。

(6)重视预防,应强调产科和儿科的协作预防,产前或分娩过程中采集羊水检测卵磷脂、鞘磷脂,产妇应用类固醇,对预防 NRDS 的发生有重要意义。

第四节　新生儿肺出血

新生儿肺出血指肺二叶以上出血，不包括肺散在、局灶性小量出血，多发于出生后1周内，常见于各种严重疾病的晚期，发病率占活产儿0.8‰～1.2‰。本病缺乏早期临床诊断方法，如不予治疗，病死率可高达75%～90%，是新生儿死亡的主要原因，近年来应用正压呼吸治疗，治愈率明显提高。常见的危险因素为出生窒息、感染、低体温、氧疗、严重Rh溶血病、表面活性物质治疗及凝血机制异常等。

一、诊断要点

（一）症状

患儿突然出现进行性呼吸困难，发绀，周身苍白。

（二）体征

（1）早期休克表现：肢体凉、毛细血管再充盈时间延长等。

（2）肺内啰音迅速增多，可伴有呼吸暂停。

（3）自口腔和鼻腔内涌出大量血性泡沫状液体，或直接喉镜下有血性分泌物自气管溢出。

（4）心率下降。

（5）可见皮肤出血点及瘀斑，穿刺部位出血不止。

（6）如出血量不多，无血性分泌物自气管内涌出，应根据肺部体征及血气变化及时诊断，早期治疗。

（三）实验室检查

（1）血常规：红细胞计数、红细胞比容及血小板进行性下降，亦可测定出血性肺液的红细胞比容。

（2）血气分析：常为混合性酸中毒及低氧血症。

（3）凝血因子水平异常。

（四）影像学检查

（1）双肺可见网状或斑片状阴影，严重者双肺透过度明显降低，可伴支气管充气征，此时与呼吸窘迫综合征及肺炎不易鉴别。

(2)可见心脏增大。

(3)原发病改变。

二、治疗

肺出血的治疗关键是早期诊断,对有发生肺出血可能者,应及时治疗。

(一)保温

出生时即应将婴儿身体擦干,防止过多散热,保持体温恒定。

(二)供氧

可给予鼻导管或氧气罩吸氧。

(三)限制液体量,纠正酸中毒

输液量 60 mL/(kg·d),以免加重肺水肿和诱发心力衰竭;纠正代谢性酸中毒用 1.5%碳酸氢钠。

(四)纠正凝血机制异常,维持有效循环血量

可输浓缩红细胞或血浆,合并 DIC 时,可根据血液凝固状态,给予肝素。

(五)改善心功能

血管活性药物,如多巴胺和多巴酚丁胺,必要时可用强心剂和利尿剂。

(六)正压呼吸

正压呼吸可使肺泡扩张,减少渗出,纠正低氧。经气管滴入肾上腺素,每次 0.1~0.2 mL,加压吸氧,必要时可重复使用。通气方式为正歇正压通气,呼吸机初调参数:FiO_2 0.6~0.8,RR 40 次/分,PIP 255.1~306.1 kPa(25~30 cmH_2O),呼气末正压通气 40.8~61.2 kPa(4~6 cmH_2O)。治疗中应根据血气及时调整呼吸机参数。当气管内无血性分泌物,肺部啰音消失,无明显呼吸困难时,可撤离呼吸机。

(七)病因治疗

积极治疗原发病。

(八)表面活性物质

替代疗法因肺出血时肺泡Ⅱ型上皮细胞结构破坏,表面活性物质产生减少,故有研究认为气管内滴入外源性表面活性物质可降低呼吸机参数,缩短使用时间。

第五节　新生儿感染性肺炎

新生儿感染性肺炎是新生儿期的常见病，也是引起新生儿死亡的重要病因。据统计，其病死率为5%～20%。新生儿肺炎可由细菌、病毒、支原体或原虫等不同病原体感染引起，可发生在宫内、分娩过程中和产后，分别称为产前、产时和产后感染性肺炎。

一、病因和感染途径

由于新生儿呼吸道黏膜清除功能不成熟，气道窄，免疫力低下，易罹患肺部感染。新生儿肺炎有宫内感染、分娩过程中感染和出生后感染3种途径。

(一)宫内感染

宫内感染主要是通过胎盘传播，主要的病原体为病毒，如巨细胞病毒、单纯疱疹病毒、肠道病毒等，常由母亲妊娠期间原发感染或潜伏感染复燃、病原体经血行通过胎盘感染胎儿，引起胎儿肺、肝、脑等多系统感染。因此，肺炎通常为宫内全身感染的一部分，疾病严重程度与宫内感染时间有关。孕母细菌(大肠埃希菌、克雷伯菌)、原虫(弓形虫)或支原体等感染也可经胎盘感染胎儿，但较少见。近年来，国内梅毒螺旋体感染呈上升趋势，主要发生在妊娠20～24周经胎盘感染胎儿；孕母阴道内细菌或病毒上行感染羊膜，引起羊膜绒毛膜炎，污染了羊水，胎儿吸入污染的羊水，发生感染性肺炎。据报道羊膜早破超过72小时，羊膜炎发生率高达50%。

(二)分娩过程中感染

分娩时胎儿通过产道吸入污染的羊水或母亲宫颈分泌物感染肺炎。常见病原体为大肠埃希菌、肺炎链球菌、克雷伯菌、李斯特菌、B族溶血性链球菌(美国多见)等，也有病毒、解脲支原体或沙眼衣原体。早产、滞产、产道检查过多更易诱发感染。

(三)出生后感染

远较上述2种途径发生率高，主要感染途径有以下几种。

1.呼吸道感染

与呼吸道感染患者接触，病原体经飞沫传给新生儿，先发生上呼吸道感染，继之向下呼吸道蔓延导致肺炎。病原体常为病毒，以呼吸道合胞病毒、流行性感冒病毒、腺病毒多见。

2.血行感染

病原体随血液进入肺而致肺炎，常为败血症的一部分。

3.医源性感染

由医用器械如吸痰器、雾化器、供氧面罩、气管插管等消毒不严，或呼吸机使用时间过长，或通过医务人员手传播等引起感染性肺炎。病原体以金黄色葡萄球菌、大肠埃希菌多见。近年来随着气管插管、导管等普遍使用及极低出生体重儿抢救成活率提高，致病菌如克雷伯菌、表皮葡萄球菌、铜绿假单胞菌、枸橼酸杆菌等感染日益增多。广谱抗生素使用过久易发生假丝酵母肺炎。

二、临床表现

（一）宫内感染性肺炎

宫内感染性肺炎发病较早，多在生后3天内发病。临床表现差异很大，出生时常有窒息史，复苏后可有气促、呻吟、青紫、呼吸困难。肺部体征出现较晚，部分患者可有呼吸音粗糙、减低或湿性啰音。严重者可出现呼吸衰竭、心力衰竭、DIC、休克或持续肺动脉高压。经胎盘感染者常缺乏肺部体征，而表现为黄疸、肝大、脾大、视网膜炎和脑膜脑炎等多系统受累。也有生后数月进展为慢性肺炎者。

（二）分娩过程中感染性肺炎

分娩过程中感染性肺炎常经过一定的潜伏期后才发病。发病时间因不同病原体而异，一般在出生数天至数周后发病，如细菌性感染在生后3～5小时发病，Ⅱ型疱疹病毒感染多在生后5～10天发病。而衣原体感染潜伏期长，生后3～5天出现衣原体结膜炎，3～12周发生衣原体肺炎，先出现上呼吸道感染症状，随之出现呼吸急促、窘迫，肺部哮鸣音、湿性啰音，病程可达数周或1个月。

（三）出生后感染性肺炎

出生后感染性肺炎主要症状有呼吸困难、口吐泡沫、口周青紫、反应低下、吸气三凹征、发热或体温不升等，少数患者有咳嗽。肺部体征在发病早期常不典型，可有呼吸音粗糙或减低，逐步出现肺部啰音，严重病例可出现呼吸衰竭、心力衰竭等并发症。血行感染者中毒症状重，以黄疸、肝大、脾大、脑膜炎等多系统受累为主。金黄色葡萄球菌肺炎患者常并发化脓性脑膜炎、脓气胸、肺脓疡、肺大疱、骨髓炎等。呼吸道合胞病毒性肺炎可表现为喘息，肺部听诊可闻哮鸣音。早产儿肺炎表现不典型，常表现为呼吸暂停、不哭、体温不升等。

三、辅助检查

(一)影像学检查

影像学检查对肺炎的诊断具有重要价值，并且有助于与其他引起呼吸窘迫的疾病鉴别。宫内感染性肺炎影像学表现为双肺弥漫性毛玻璃样、网状等间质性改变；吸入性肺炎表现为双肺沿支气管分布小片状模糊影、支气管壁增厚影、肺气肿、肋间肺膨出等，少数可见阶段性肺不张、胸腔积液。细菌感染性肺炎主要为肺泡炎症，表现为肺纹理增粗、边缘模糊、小斑片状密度增高影，病情进展时病灶可融合成片；金黄色葡萄球菌肺炎常并发脓气胸、肺大疱。病毒性肺炎以间质性肺炎为主，表现为支气管、血管周围的纤维条状密度增高影，肺间质呈网状影，可伴有肺气肿。部分患者生后第 1 天胸片无改变，应动态观察肺部X线变化，可发现相应病变。CT 分辨率高，采用薄层扫描可提高图像分辨率，显示早期病变，对于肺部其他疾病的鉴别诊断也有极大的帮助。

(二)实验室及其他辅助检查

宫内感染性肺炎患者周围血常规白细胞计数可正常、减低或增高；部分巨细胞病毒、弓形虫或梅毒螺旋体感染者红细胞、血小板计数降低；脐血或外周血 IgM＞300 mg/L 提示宫内感染；血清特异性 IgM 抗体增高对病原学诊断有价值。生后立即进行胃液涂片可发现胃液中有白细胞和有与孕母产道相同的病原体；或取患者血标本、气管分泌物等进行涂片、培养和对流免疫电泳等检测有助于病原学诊断。C 反应蛋白增高为感染性肺炎的敏感指标；支气管肺泡灌洗液中细胞总数及中性粒细胞增高、灌洗液上清中 IL-1、IL-6、IL-8、TNF-α 升高，有助于感染性肺炎的诊断。细菌感染性肺炎常伴败血症，血培养和药敏试验有助于明确致病菌。对怀疑病毒感染患者可进行病毒分离、免疫学检查或聚合酶链反应(polymerase chain reaction，PCR)检查。另外，应动态监测血气变化，有条件者可作肺功能检查，以协助判断肺炎的严重程度。

四、鉴别诊断

应与新生儿湿肺、新生儿呼吸窘迫综合征、胎粪吸入综合征、新生儿颅内出血等相鉴别。

五、治疗

(一)呼吸管理

反复吸净口、鼻、咽分泌物,必要时雾化吸入,确保呼吸道通畅。痰多者积极加强肺部物理治疗,定期翻身拍背,以利于分泌物排出,改善肺不张。

(二)供氧

根据病情选择鼻导管、面罩、头罩或鼻塞持续气道正压给氧。呼吸衰竭时可采用气管插管和机械通气治疗,维持动脉血氧分压在6.65～10.7 kPa。同时注意呼吸机应用可能存在的并发症。

(三)抗病原体治疗

应针对病原选用药物。细菌感染性肺炎者可参照败血症选用抗生素。医院内感染者耐药菌发生率较高,应根据当地病原菌特点选择抗生素,并结合药敏试验结果调整药物。B族溶血性链球菌可选用青霉素(20～40)×10^4 U/(kg·d)、氨苄西林100～200 mg/(kg·d),疗程10～14天;李斯特菌肺炎可用氨苄西林;解脲支原体或衣原体肺炎可选用红霉素30～50 mg/(kg·d),疗程2～3周;巨细胞病毒性肺炎可用更昔洛韦,单纯疱疹病毒性肺炎可用阿昔洛韦10 mg/(kg·d),呼吸道合胞病毒可选用利巴韦林雾化吸入3～7天。因氨基糖苷类抗生素对母体和胎儿均有毒性作用,故应避免使用。

(四)PS应用

肺部炎症可使PS大量灭活,致使表面活性物质不足,肺泡塌陷,补充PS可有效改善肺功能,减少机械通气及用氧时间。

(五)对症及支持疗法

注意保暖,使患者皮肤温度达36.5 ℃,湿度在50%以上。及时纠正酸中毒、电解质紊乱,保证充足的能量和营养供给,喂养以少量多次为宜,热量不足时可给予静脉营养。每天输液总量60～100 mL/kg,输液速度应慢,以免发生心力衰竭及肺水肿。烦躁不安及惊厥时可给予镇静药如苯巴比妥。酌情静脉输注血浆、清蛋白和免疫球蛋白,以提高机体免疫功能。

(六)并发症治疗

合并心力衰竭时应用洋地黄类药如毛花苷C纠正心力衰竭,合并脓胸或脓气胸时及时行胸腔穿刺或胸腔闭式引流术。

第六节 新生儿乳糜胸

新生儿乳糜胸是指胸导管或胸腔内大淋巴管破裂或阻塞导致淋巴液(即乳糜)漏入胸腔,是新生儿胸腔积液中最常见的病因之一。发病率为0.1%~0.5%,男婴发病率为女婴的2倍,多见于右侧。

一、病因

引起乳糜胸的常见原因有自发性、先天性和获得性之分,其中以自发性乳糜胸最为常见。

(一)自发性乳糜胸

原因不明,又称特发性乳糜胸,其中部分病例伴有其他先天性疾病,如先天性心脏病、21-三体综合征、先天性甲状腺功能减退症等,其与伴发疾病之间关系不明。

(二)先天性乳糜胸

先天性乳糜胸是淋巴系统先天性结构发育异常,多见于胸导管缺如或连接部分狭窄梗阻、先天性淋巴管畸形等导致淋巴管广泛扩张和破裂,乳糜液从淋巴管溢出而致乳糜胸。

(三)获得性乳糜胸

获得性乳糜胸又称创伤性乳糜胸,是指出生后由其他疾病导致胸导管或大淋巴管损伤并发乳糜胸。获得性乳糜胸主要由医源性所致,如产伤或产时颈腰脊柱过伸引起胸导管撕裂,新生儿心胸手术、气胸行胸腔置管引流术损伤胸导管、中心静脉穿刺置管引起上腔静脉和无名静脉栓塞使淋巴液回流障碍等均可引发乳糜胸。

二、病理生理

胸导管是血管外蛋白质返回循环和运输的途径。当各种原因导致胸导管损伤、破裂时,乳糜液流入胸腔。当积液量为中或大量时,可导致肺组织受压、纵隔移位,产生呼吸窘迫和循环紊乱等症状。由于乳糜液内含丰富的清蛋白、球蛋白、游离脂肪酸及淋巴细胞(主要为T淋巴细胞)等成分,故导致患儿免疫功能低下、感染、营养不良等并发症。

三、诊断

(一)临床特点

胸腔积液量多为中或大量,可为单侧或双侧,获得性乳糜胸多为单侧。自发性乳糜胸常见于足月儿,出生后即出现发绀、呼吸困难等呼吸窘迫症状。胸腔积液量大者,患侧胸廓饱满、肋间隙增宽、呼吸音降低,心尖冲动向健侧移位。病程较长者常伴有营养不良和继发感染。

(二)辅助检查

1.超声检查

超声检查是重要的检查手段。产前B超的检查可发现胎儿乳糜胸,多合并胎儿水肿和羊水过多。出生后B超检查可确定乳糜胸的部位、胸腔积液量。

2.胸部X线检查

显示单侧或双侧大片密度均匀阴影,肋膈角消失,心影可向对侧移位。

3.胸腔积液检查

胸腔积液检查是确诊最重要的手段。开奶前乳糜液多为浅黄至橙黄色清亮液体,开奶后则变为淡黄色。乳糜液加苏丹Ⅲ乙醇溶液则呈红色。Buttker提出乳糜液诊断标准为甘油三酯含量>11.1 mmol/L,细胞数$>1\times10^9$/L,其中淋巴细胞$>80\%$。

四、治疗

(一)宫内处理

宫内乳糜胸可行宫内引流术,以利于胎儿发育和减少并发症。

(二)呼吸支持

根据呼吸困难状况及血气结果酌情使用氧疗。

(三)肠道外营养

轻症病例采用脱脂奶喂养或中链三酰甘油(其不经胸导管直接进入门静脉,故减少乳糜液产生)喂养。重症病例需严格禁食,采用全胃肠外营养。

(四)引流乳糜胸腔积液

由于反复穿刺损伤肺组织及血管,导致气胸、血胸以及乳糜液包裹等,因此仅适用于轻症病例。积液量较大者,应采用持续胸腔闭式引流术。

(五)生长抑素治疗

生长抑素可减少胃、胰腺和肠液分泌,减少肠吸收和肝脏乳糜的产生。上述治疗无效时可考虑应用。开始剂量为3.5 μg/(kg·h),持续静脉滴注,每天增加1 μg/(kg·h),直至最大量12 μg/(kg·h)。

(六)化学胸膜固定术

采用化学制剂注入胸腔使胸膜发生化学炎症而粘连,以促使胸膜腔闭合、阻止乳糜液漏出。最常采用红霉素20~30 mg/kg加5%葡萄糖溶液10 mL缓慢注入胸腔后试夹管,疗程1~3天,乳糜液分泌停止后拔管。操作前应使用镇静止痛剂,以减少药物对胸膜刺激产生的疼痛。

(七)手术治疗

保守治疗2~4周无效,可考虑外科手术治疗:包括胸导管结扎术、胸膜腹膜分流术、胸膜擦伤及胸膜剥离术等。

五、并发症

由于长期大量乳糜液丢失,患儿易并发感染、血栓形成、营养不良、电解质紊乱、免疫功能低下(包括淋巴细胞减少和免疫球蛋白减少)等,甚至伴发肺发育不全。肺发育不全和感染是乳糜胸患儿死亡的主要原因。

第七节　新生儿持续性肺动脉高压

一、概述

新生儿持续性肺动脉高压(persistent pulmonary hypertension of the newborn,PPHN)也称持续胎儿循环,是指多种病因导致新生儿出生后肺循环压力和阻力正常下降障碍,使胎儿型循环过渡至成人型循环发生障碍,动脉导管和/或心房水平血液的持续右向左分流,导致新生儿持续缺氧和发绀的病理状态。本病分为原发性、先天性和继发性3种类型。本病多见于足月儿或过期产儿,但早产儿亦可出现肺血管阻力异常增高而至PPHN的可能。本症是新生儿期危重症之一,其发生率占活产婴儿1∶1 000,既往病死率高达40%~50%,随着诊疗水平提高,病死率已经明显下降。其常见病因有窒息、胎粪吸入综合征、新生儿呼吸窘迫综合征、先天性心脏病、先天性膈疝、重症肺炎、肺发育不良、红细胞增多症及产前应用非甾体抗炎药物等。

二、临床表现

在通气适当的情况下，新生儿仍出现严重发绀、低氧血症、胸片改变与缺氧程度不平行，并排除气胸及发绀型先天性心脏病患者均应考虑PPHN的可能。

(一)病史和症状

多为足月儿或过期产儿，有产前和产时窘迫或出生窒息、羊水胎粪污染的病史，多于出生12小时内出现发绀、气促，可无呼吸暂停、三凹征或呻吟等呼吸困难表现，呼吸窘迫与发绀严重程度不平行，高浓度氧气吸入后低氧血症不改善，病情加重常发生于生后1～2天。

(二)体征

约半数患儿在胸骨左缘第2肋间闻及收缩期杂音，由二、三尖瓣反流所致；剑突下心脏搏动明显、肺动脉瓣区第二心音亢进；严重者动脉导管右向左分流时，动脉氧分压(PaO_2)右上肢大于下肢、左上肢；合并心功能不全时，可闻及奔马律，并有末梢灌注不良、血压下降等休克表现。

三、诊断

(一)高氧试验

头罩或面罩吸入纯氧5～10分钟，如缺氧无改善或导管后PaO_2<6.7 kPa(50 mmHg)时，提示存在PPHN或发绀型先天性心脏病右向左分流。

(二)动脉导管前后PaO_2差

动脉导管前(常取右桡动脉)后(常为左桡动脉、脐动脉或下肢动脉)PaO_2差>2.7 kPa(20 mmHg)，或两处的经皮氧饱和度(SpO_2)差>10%，同时又能排除先天性心脏病时，提示患儿有PPHN并存在动脉导管水平的右向左分流。因卵圆孔水平也可出现右向左分流，故该试验阴性并不能完全排除PPHN。

(三)高氧高通气试验

对高氧试验后仍发绀者，在气管插管或面罩下行气囊正压通气，频率为100～150次/分，使动脉二氧化碳分压($PaCO_2$)下降至临界点[(2.7～4.0 kPa(20～30 mmHg)]，如为PPHN，PaO_2可>13.3 kPa(100 mmHg)，而发绀型先天性心脏病PaO_2增高不明显。如需较高的通气压(>40 cmH_2O)才能使

$PaCO_2$ 下降到临界点，则提示 PPHN 患儿预后不良。

（四）超声多普勒检查

超声多普勒检查是目前诊断 PPHN 最重要的手段。可排除先天性心脏病的存在并评估肺动脉压力，以确定肺动脉高压的存在。发现经动脉导管或心房水平右向左分流可诊断，但需排除先天性心脏病。

（五）心导管检查

对 PPHN 有重要的诊断价值，但为创伤性检查，不适用于危重新生儿。

四、治疗

PPHN 治疗目的是降低肺血管阻力，维持体循环血压，纠正右向左分流和改善氧合。治疗措施包括呼吸机高通气、一氧化氮吸入（iNO）及使用体外膜氧合、血管扩张剂的应用、纠正酸中毒及碱化血液、改善外周循环等。

（一）呼吸管理

1.机械通气

吸入氧浓度（FiO_2）>0.6 而 $PaO_2<6.0$ kPa（45 mmHg）时应气管插管机械通气，可在维持潮气量和静息每分钟通气量相对稳定的情况下，提高吸气峰压、加快通气频率，利用呼吸性碱中毒以补偿代偿性的代谢性酸中毒，因此法可引起肺损伤，目前已不用。机械通气时维持 PaO_2 约 10.7 kPa（80 mmHg），$PaCO_2$ 4.7～6.0 kPa（35～45 mmHg），稳定 12～48 小时后，维持 $SpO_2>90\%$，尽量减少肺损伤。

2.高频振荡通气

如常频呼吸机吸气峰压（PIP）>30 cmH_2O，平均气道压 >15 cmH_2O，氧合改善仍不明显时可试用 HFOV 治疗，平均气道压 >20 cmH_2O，振幅设置在较高水平。

（二）药物治疗

1.iNO

一氧化氮（NO）是目前唯一高选择性的肺血管扩张剂，对体循环血压和血流不产生影响。在 20 世纪 90 年代初，Roboas 和 Kinsella 首次报道将 iNO 用于 PPHN，近年来国内外研究证实，iNO 能显著改善 PPHN 患儿的氧合，足月儿较早产儿对 iNO 的反应更好，早产儿应用时需严密观察出血倾向。

（1）治疗剂量：起始治疗浓度一般为 10～20 ppm，1～4 小时；有效维持浓度

5～10 ppm,6 小时到3 天;长期维持 1～5 ppm,3～7 天。

(2)疗效判断:一般在 1～6 小时内 FiO_2 下降>0.3、SpO_2>85%、PaO_2>6.7 kPa(50 mmHg)、肺动脉压/体循环血压<0.7 视为有效。

(3)iNO 撤离:连续治疗 2～5 天可以过渡到中等呼吸机参数设置,此为撤离 NO 的时机。

(4)iNO+HFOV:能使肺泡充分均匀扩张,并能募集更多的扩张肺泡,使 iNO 发挥更好作用,故临床推荐使用。

2.非特异性扩张血管药物

(1)西地那非:磷酸二酯酶-5 抑制剂,可选择性作用于肺血管床,通过抑制 cGMP 的降解,加速内源性 NO 的舒血管作用,用于新生儿 PPHN 的治疗,口服剂量 0.3～1.0 mg/kg,每 6～12 小时1 次,用 3～7 天,可于其他治疗无效或无 iNO 时应用。

(2)硫酸镁:能拮抗 Ca^{2+} 进入平滑肌细胞,降低平滑肌对缩血管药物的反应而发挥全身性舒血管作用。其负荷量 200 mg/kg,20 分钟静脉滴注,维持量20～150 mg/(kg·h)持续静脉滴注,可连用 1～3 天,但需监测血钙、血镁和血压。

(3)前列环素(PGI_2):PGI_2 是肺内特有的花生四烯酸衍生物,具有舒血管作用。近年来证实气管内应用 PGI_2 能选择性降低肺血管阻力,与磷酸二酯酶-5 抑制剂联合应用有协同作用。临床应用初始剂量 0.02 μg/(kg·min),在 4～12 小时渐增至 0.06 μg/(kg·min),并维持3～4 天。

(4)妥拉唑啉:类交感神经受体阻滞剂,因有胃肠出血、低血压等不良反应,已较少应用于临床。

(三)支持治疗

尽量减少刺激,保持患儿安静。保持血红蛋白 130 g/L 以上,给予抗生素防治感染,多巴胺、多巴酚丁胺能提升体循环系统压力,抗衡肺高压等。

第八节　新生儿黄疸

新生儿黄疸较常见,引起的因素较多,且可导致胆红素脑病,是个重要的临床问题。

一、新生儿胆红素代谢特点

新生儿胆红素代谢与成人及其他年龄阶段的小儿比较，有其一定的特点：①按每千克体重计算胆红素生成相对较多，据计算成人每天生成胆红素量3.8 mg/kg，而新生儿是8.5 mg/kg。②肝细胞对胆红素的摄取能力不足，因其肝细胞内Y、Z蛋白含量低。③形成结合胆红素的功能低，与UDPG脱氢酶、UDPGT的量或活性不足有关。④肠壁吸收胆红素增加，因刚出生的新生儿肠内无细菌，不能将胆红素转化为尿胆素原和尿胆素，而进入肠道的结合胆红素经β-葡萄糖醛酸苷酶的作用脱去葡萄糖醛酸基而成未结合胆红素，又被肠壁吸收到血循环中。

概括地说，新生儿胆红素代谢特点是肝细胞胆红素负荷大，而肝脏清除胆红素能力不足。

二、新生儿生理性黄疸

新生儿生理性黄疸是指单纯因其胆红素代谢特点而引起的暂时性黄疸。这类黄疸一般在出生后第2～3天发生，第5～7天达高峰，血清胆红素峰值足月儿一般＜205 μmol/L(12 mg/dL)，早产儿＜256.5 μmol/L(15 mg/dL)，继而黄疸逐渐减轻，足月儿在生后10～14天消退，早产儿可再迟些。在此期间小儿一般情况良好，不伴有其他临床症状，血清结合胆红素＜25.7 μmol/L (1.5 mg/dL)。绝大多数新生儿生理性黄疸并不会产生不良后果，但少数极低出生体重儿及其他高危新生儿虽然其胆红素值在生理性黄疸范围却可引起胆红素脑病。故生理性黄疸的临床重要性在于：①应与病理性黄疸相鉴别。②防止因其他病理因素而导致胆红素脑病。

不同种族的新生儿生理性黄疸胆红素水平不同，我国汉族胆红素水平高，上述的标准参考国际上通用的标准。

三、新生儿病理性黄疸

当新生儿有下列表现之一时应考虑为病理性黄疸：①出生后24小时内肉眼已观察到黄疸。②血清胆红素值每天上升超过85.5 μmol/L(5 mg/dL)。③足月儿血清胆红素＞205.2 μmol/L(12 mg/dL)，早产儿＞256.5 μmol/L(15 mg/dL)。④血清结合胆红素＞34.2 μmol/L(2.0 mg/dL)。⑤黄疸迟迟不退。

引起新生儿黄疸的原因有很多，未结合胆红素升高与结合胆红素升高的原因不同(表1-2)。

表 1-2 新生儿病理性黄疸的病因

未结合胆红素升高
1.胆红素形成过多
(1)溶血性同族免疫性(母婴 Rh、ABO 等血型不合)G-6-PD 缺陷,遗传性球形红细胞增多症,感染性疾病。
(2)血肿或内出血引起红细胞破坏增多。
(3)红细胞增多症引起红细胞破坏相对增多。
(4)低血糖。
2.葡萄糖醛酸转移酶活性不足
(1)活性低下:早产儿、甲状腺功能低下。
(2)酶缺乏:Crigler-Najjar 综合征(Ⅰ,Ⅱ型)。
(3)酶活性受抑制:暂时性家族性高胆红素血症(Lucey-Drisco Ⅱ 综合征),药物(新生霉素),感染性疾病。
3.胆红素经“肠-肝”循环重吸收增加
(1)胎粪延迟排出。
(2)肠梗阻。
(3)母乳性黄疸。
结合胆红素升高。
(1)感染性疾病:TORCH 综合征,败血症。
(2)代谢性疾病:半乳糖血症,果糖不耐受症,α_1 抗胰蛋白酶缺乏。
(3)胆管畸形:胆管闭锁,胆总管囊肿。

(一)溶血

在溶血性疾病中以母婴血型不合引起的新生儿溶血病为多见。因红细胞 G-6-PD 缺陷而发生溶血可引起新生儿病理性黄疸,樟脑丸、维生素 K_3、维生素 K_4 等能促使 G-6-PD 缺陷者溶血,但在新生儿期未使用该类化学药物亦会发生溶血,该病在我国广东、广西、四川等地较多见。

(二)红细胞破坏增多

头颅血肿、脑室内出血或肝包膜下血肿等均使红细胞破坏增多而引起病理性黄疸。

(三)红细胞增多症

当新生儿静脉血的红细胞比容>0.65 或血红蛋白>220 g/L(22 g/dL)时称细胞增多症,可由出生时夹脐带较晚、宫内慢性缺氧、母血输入胎儿、孪生胎儿之间输血等因素引起。

(四)新生儿低血糖

新生儿低血糖时体内高血糖素及肾上腺素分泌增加,这两种激素使血红蛋白加氧酶活性增加,胆红素形成因而增多。

(五)感染

感染是新生儿病理性黄疸的一个重要原因,感染引起黄疸的环节有多方面:①因细菌毒素使红细胞破坏加速;②葡萄糖醛酸转移酶的活性受抑制;③感染导致食欲缺乏、低血糖而加重黄疸。上述各环节均可导致未结合胆红素升高。感染亦可损害肝细胞,甚至引起巨细胞样变性,导致结合胆红素升高。

(六)母乳性黄疸

母乳性黄疸占母乳喂养者的0.5%～2%,其发生机制尚不明确,目前认为是由于未结合胆红素自肠壁吸收增加。母乳性黄疸常紧接“生理性黄疸”而发生,黄疸高峰在出生后2周左右,胆红素峰值大多在170～340 μmol/L(10～20 mg/dL),其中结合胆红素很少＞17 μmol/L(1 mg/dL),暂停母乳喂养3～4天后黄疸会有较明显减轻,在继续母乳喂养情况下,黄疸往往历时1～2个月自然消退。

(七)胎粪延迟排出

正常新生儿胎粪150～200 g,而每克胎粪中含胆红素1 mg,故胎粪中所含胆红素的总量为新生儿体内每天生成胆红素量的5～10倍,当胎粪排出延迟则胆红素自肠道重吸收的量增加,导致黄疸加重。

(八)结合胆红素升高

结合胆红素升高是指血清胆红素升高中结合胆红素占15%以上,有的小儿粪便颜色甚至呈陶土色,又名为新生儿肝炎综合征。结合胆红素升高的病因有多种,对它们的处理方式亦不同,应注意鉴别。对那些可以治疗的疾病应尽力做到及时诊断与治疗,以改善预后。

四、胆红素脑病

胆红素脑病是指胆红素引起脑组织的病理性损害,又称核黄疸。受累部位包括脑基底核、视丘下核、苍白球、壳核、尾状核、小脑、大脑半球的白质和灰质。

(一)发病机制

主要有以下2种学说。

1.游离胆红素致病论

没有和清蛋白联结的未结合胆红素称游离胆红素，它可通过血-脑屏障引起脑组织损害。游离胆红素升高见于：①血清未结合胆红素浓度过高。②血清蛋白含量低。③存在与胆红素竞争清蛋白联结位点的夺位物质（如游离脂肪酸、磺胺异噁唑、苯甲酸钠、水杨酸等）。

2.血-脑屏障暂时性开放

某些病理情况（脑膜炎或脑病、脱水、血渗透压高、缺氧、高碳酸血症）下血-脑屏障可暂时性开放，此时与清蛋白联结的结合胆红素亦可通过血-脑屏障进入脑组织。

胆红素损伤脑细胞的确切机制尚未完全阐明，在体外实验中发现胆红素能抑制神经细胞膜生物功能，使细胞内核酸与蛋白质合成障碍，并影响线粒体的能量代谢。

（二）典型临床表现

较多在生后3～7天发生，包括警告期、痉挛期、恢复期及后遗症期（表1-3）。

表1-3 胆红素脑病典型表现

分期	表现	时间
警告期	肌张力下降，吸吮力弱	0.5～1.5天
痉挛期	肌张力增高，发热，抽搐，呼吸不规则	0.5～1.5天或死亡
恢复期	肌张力正常	不一定
后遗症期	听力下降，抬头乏力，手足徐动症，牙釉质发育不全，智力落后	

低出生体重儿发生胆红素脑病常缺乏上述典型症状而表现为呼吸暂停、心动过缓、循环呼吸功能急骤恶化等。

五、新生儿黄疸的诊断

先要区分其黄疸是生理性还是病理性。这主要从黄疸出现的时间、黄疸程度、持续时间及有无伴随症状等方面加以鉴别。

（一）非结合胆红素升高

（1）以溶血性与感染性较多见，应结合临床表现选择相应的实验室检查，以明确是否存在上述疾病。

（2）由血肿、胎粪延迟排出和肠梗阻等引起高胆红素血症并不少见，通过体检及了解胎粪排出情况对诊断很有帮助。

(3)甲状腺功能低下、半乳糖血症虽不多见，但应高度警惕，以期及早发现并处理，能改善预后。

(4)母乳性黄疸的小儿一般情况好，无其他异常。要排除其他原因的黄疸，必要时暂停或减少母乳3～4天，黄疸即见减轻，但不要终止母乳喂养。

(5)黄疸出现的日期有一定参考意义：①生后第1～2天迅速发展的黄疸应首先考虑由母婴血型不合引起的溶血病，其次考虑先天性感染。②出生2天后迅速发展的黄疸，感染性疾病要着重考虑，在我国广东、广西等地G-6-PD缺陷发病率较高，要警惕该病。头颅血肿、胎粪延迟排出等导致的黄疸加深在出生后第4～5天较明显。③持续2周以上非结合胆红素升高，感染性仍要考虑，一般情况良好的母乳喂养者在排除其他原因的基础上可考虑为母乳性黄疸。半乳糖血症、甲状腺功能低下所致黄疸亦在此阶段明显。

(二)结合胆红素升高

病因不少，血特异抗体检查(如巨细胞病毒、风疹病毒、弓形虫感染)，生化检查(如半乳糖血症、α_1抗胰蛋白酶缺乏)，尿液检查等诊断感染性或代谢性疾病有一定价值。B超检查对诊断胆管畸形有一定帮助。^{99m}Tc标记IDA衍生物闪烁显像对鉴别胆管闭锁与非外科疾病引起的新生儿肝炎综合征很有价值，必要时作肝穿刺胆管造影来鉴别结合胆红素升高是否为外科性。

六、新生儿黄疸的处理

新生儿黄疸的治疗是综合性的，并应根据患儿的不同情况，个体化处理。要治疗引起黄疸的基础疾病，并应从降低血清胆红素及保持机体内环境的稳定等方面进行综合治疗。

(一)减少血清胆红素

光疗波长(420～470 nm)使胆红素形成构形异构体(IXaZZ型转变成IXaZE或EE型)或结构异构体(光红素)，利于胆红素排出；酶诱导剂(苯巴比妥、尼可刹米)加速胆红素代谢，但呈现效果较慢，对早产儿效果尤差，不能作为主要治疗方法；交换输血以换出胆红素；提早开乳、胎粪延迟排出者灌肠均可减少胆红素经肠壁再吸收；锡-原卟啉或锡-中卟啉可竞争性抑制血红素加氧酶，减少胆红素形成。

(二)减少溶血

通过交换输血换出抗体和被致敏的红细胞；控制感染；G-6-PD缺陷者应避

免用具有氧化作用的药物;红细胞增多症者作部分换血。这些均能减少红细胞的破坏。

(三)保护肝脏酶活性

控制感染,纠正缺氧。甲状腺功能低下者服甲状腺片,避免使用对肝酶活性有抑制的药物(如新生霉素)。

(四)增加清蛋白与胆红素的联结

适当输血浆或清蛋白,禁用有夺位作用的药物(如SIZ、苯甲酸钠),应避免寒冷损伤及饥饿以防止体内游离脂肪酸过多引起夺位作用。

(五)防止血-脑屏障暂时性开放

及时纠正呼吸性酸中毒及缺氧,避免高渗性药物快速注入。

交换输血与光疗指征应根据小儿出生体重、有无并发症(呼吸窘迫、缺氧、低体温)及血清胆红素水平等因素综合考虑。

循环系统疾病

第一节 原发性心肌病

原发性心肌病是指以原发于心肌病变为主要表现的一组疾病，包括扩张型心肌病(dilated cardiomyopathy，DCM)、肥厚型心肌病(hypertrophic cardiomyopathy，HCM)、限制型心肌病、致心律失常性右心室心肌病及未分类心肌病。儿童以DCM最常见，占90%以上。婴儿期心内膜及心肌常同时受累，部分婴儿心内膜弹力纤维增生尤其明显，既往称为心内膜弹力纤维增生症。

一、扩张型心肌病

扩张型心肌病是一类以心腔扩大、心功能障碍为主要特征的原因不明的心肌疾病。随着对该病认识的提高和新的检测方法不断改进，其发病率近年来有逐渐增高趋势。早诊断、早治疗，对防止DCM发展为终末期心脏病具有重要意义。

(一)病因及发病机制

病因尚不明确，新近文献报道认为：病毒感染、遗传变异、免疫应答和心肌细胞凋亡增加在DCM的发病中起重要作用。

(二)诊断

1.临床表现

DCM在小儿不同年龄阶段表现不一，年长儿的临床特点类似成人。①DCM起病多缓慢，早期表现隐匿或不典型。②急性或慢性心功能不全的症状和体征，进行性心力衰竭、心律失常、血栓栓塞或猝死。

2.辅助检查

(1)心电图检查：为非特异性，主要是心脏肥大、心肌损害和心律失常，部分表现为 QRS 低电压。心电图在 DCM 与其他心肌病如肥厚型心肌病、致心律失常性右心室心肌病等有较特异性心电图改变的心肌病鉴别中意义较大。

(2)胸部 X 线检查:心脏可呈球形,心胸比例增大,心胸比例>0.65 患儿的病死率明显高于<0.6 者。

(3)超声心动图检查:在 DCM 的诊断和鉴别诊断中具有重要价值。可见心腔大、室间隔及心室壁厚度正常或变薄;多普勒超声测定心功能显示心脏收缩功能和舒张功能均下降;收缩功能指标以左心室射血分数最为敏感,其下降早于舒张功能指标的下降,这是与肥厚型心肌病的鉴别点之一。心腔内有血栓形成者提示预后差。

(4)多普勒心肌组织显像:弥散张量成像测定心功能,尤其是舒张功能,有其独特的优点,特异性与敏感性都较高,尤其适用于心肌病诊断。DCM 患儿随访 6 个月发现二尖瓣环舒张早期运动速度(正常为>12 cm/s)在 8~12 cm/s 者预后较好;<4 cm/s者 6 个月内均死亡,表明弥散张量成像对估计 DCM 预后有重要价值。

(5)电子束 CT(EBCT)和磁共振(MRI):EBCT 和 MRI 提供了高时间分辨力和高空间分辨力的心脏显像。它们可为 DCM 患者提供有关心肌厚度、心室形状和容量、室壁运动度和心室功能的准确资料。因为两者都为三维显像,它们可在传统无创性检测方法如左心室造影和核素检查等之外提供更独特的诊断资料,在 DCM 的诊断中有可能替代左心室造影。

(6)心肌肌钙蛋白(cTn):cTn 能敏感地反映心肌损伤,可用于患者的随诊而不受观察者主观影响。随诊中血清肌钙蛋白 T(cTnT)浓度持续升高者左心室舒张末内径增大、左心室射血分数降低,发生心脏事件的比例显著升高、生存率降低,提示血清 cTnI 或 cTnT 浓度持续升高预示预后不良。

3.诊断标准

根据 1995 年 WHO 关于心肌病定义与分类的修订意见,DCM 诊断参考标准包括:①临床表现为心脏扩大、心室收缩功能减低,伴或不伴有充血性心力衰竭和心律失常,可发生栓塞和猝死等并发症;②心脏扩大:X 线检查心胸比>0.5,超声心动图显示全心扩大,尤其以左心室扩大为显著,左心室舒张末内径大于正常值,心脏可呈球形;③心室收缩功能减低:超声心动图检测室壁运动弥漫性减弱,左心室射血分数小于正常值;④必须排除其他特异性(继发性)心肌病和地方性心肌病(如克山病),方可作出本病的诊断。

目前其诊断主要在参考上述诊断标准的基础上,心力衰竭的症状和体征,胸部X线检查、超声心动图检查发现心脏扩大和心室收缩活动普遍减弱，伴或不伴有心电图异常，并排除其他继发性心肌病。

(三)治疗

DCM病程呈进行性，多数患儿预后差。主要死因为室性心律失常及进行性、难治性心力衰竭。自从神经内分泌拮抗剂使用后，患儿的预后得到明显改观。

1.一般治疗

(1)休息：可减慢心率，减轻心脏负荷，延长舒张期，增加心排血量。心力衰竭控制后，仍需限制活动，直至心脏大小恢复正常。

(2)控制呼吸道感染：及时应用抗生素，酌情使用人血丙种球蛋白、干扰素、P转移因子等提高机体免疫力。

2.心力衰竭综合治疗

(1)抗心力衰竭基础治疗药物。①洋地黄类：应常规使用地高辛。>2岁为0.03～0.04 mg/kg；<2岁为0.05～0.06 mg/kg，取饱和剂量的1/5～1/4，每天间隔12小时口服，维持6个月至数年，至心脏缩小接近正常为止。②利尿剂：慢性心力衰竭、水肿明显需长期使用利尿剂者，宜将保钾与排钾利尿剂联合应用。间歇疗法如氢氯噻嗪1～2 mg/(kg·d)，口服，分2～3次，螺内酯1～3 mg/(kg·d)，口服，分2～3次，每周连续用4天。急性心力衰竭时可用呋塞米，每次1～2 mg/kg，静脉或肌内注射，反复使用需注意水电解质失衡。③血管扩张剂：根据心脏负荷情况选择应用动脉或静脉扩张剂，前者如酚妥拉明1～2 μg/(kg·min)静脉滴注，适用于肺动脉高压者；后者如硝酸异山梨醇，0.5～1.0 mg/(kg·d)，分3次服用，适用于肺淤血者；重症者可用动静或静脉扩张剂如硝普钠0.5～8.0 μg/(kg·min)静脉滴注。

(2)神经内分泌拮抗剂。①β受体阻滞剂：非选择性β受体阻滞剂卡维地洛不仅能阻断β_1受体，同时也能阻断β_2及α受体，后者同时起扩张血管作用，因此除具β_1功效外，还可扩张血管，减轻心脏后负荷，故近年来临床用于治疗DCM也获得良好疗效，初始剂量0.08 mg/(kg·d)，逐步递增，平均维持量为0.46 mg/(kg·d)，长期应用。②血管紧张素转化酶抑制剂(angiotensin converting enzyme inhibitor，ACEI)：慢性心力衰竭时肾素-血管紧张素-醛固酮系统过度激活，增加心脏前后负荷。心力衰竭时血管紧张素转化酶(angiotensin converting enzyme，ACE)活性增加，Ang Ⅱ形成增多，加重心脏后负荷；Ang Ⅱ在心肌超负荷肥厚的重塑中起重要作用，它可激活原癌基因表达，促使心肌增生肥大。动物模型和临床实践证明，对结构和功能受损的心脏 ACEI 可阻止其扩大和重塑，延缓心力衰竭发生，对慢性心力衰竭有独特疗效。贝那普利初始剂量为0.1 mg/(kg・d)，口服，每天 1 次，1 周左右渐增至 0.3 mg/(kg・d)，疗程 4～12 周，左心室功能明显改善，长期随诊 6 个月后心脏开始缩小，2 年后明显缩小甚至接近正常，心功能良好。也可用依那普利0.08～0.10 mg/(kg・d)，口服，每天 1 次，或卡托普利0.2～4.0 mg/(kg・d)，分 2 次服，疗程同上。近年来观察 β 受体阻滞剂与 ACEI 合用有协同作用，提高疗效。③AngⅡ拮抗剂：可拮抗 AngⅡ的作用，阻断 ACE 及糜酶两条途径，故阻断 ACE 的作用更有效，但无抑制缓激肽降解的作用。④醛固酮(ALD)拮抗剂：ALD 能促进心肌重塑，特别是纤维化，促进心力衰竭发展。

(3)免疫抑制疗法：适用于婴儿 DCM；对年长儿 DCM 是否常规用免疫抑制剂尚有争议，有人主张年长儿在 DCM 早期，即尚有部分心肌炎症状者(如不规则低热、血沉加快、心肌抗核抗体阳性等)可使用肾上腺皮质激素。在抗心力衰竭基础治疗上可联合应用以下几种药物。①泼尼松：1.0～1.5 mg/(kg・d)，晨服1 次，4～8 周逐步递减，5 mg/d 时维持 1.0～1.5 年。②泼尼松与环磷酰胺合用：对单用泼尼松疗效差者，可联用环磷酰胺2 mg/(kg・d)，晨服 1 次，3 个月为 1 个疗程，间歇 2 个月后可重复，共 3～4 个疗程。免疫抑制治疗可抑制自身免疫反应及缩短疗程，但需注意观察隐匿性继发感染。

(4)营养心肌及改善心肌代谢药物。①1，6-二磷酸果糖(FDP)：可使血流动力学明显改善，1.0～2.5 mg/(kg・d)，1 次/天，静脉滴注，15～20 分钟滴完，7～10 次为 1 个疗程；1，6-二磷酸果糖口服溶液≤2 岁，10 mL，3 次/天，2～7 岁，10 mL，3 次/天，≥7 岁，20 mL，3 次/天。根据病情，可重复3～4 个疗程。②辅酶 Q_{10}：30～60 mg/d，分 3 次服用，疗程 1～3 个月。③门冬氨酸钾镁：20～40 mL加于 5%葡萄糖溶液 250～500 mL 中，静脉滴注，1 次/天。④其他：如极化液、ATP、辅酶 A、肌苷、维生素 C、维生素 B_1、维生素 B_6、维生素 E 等也可应用。有栓塞者加抗凝治疗。

3.外科治疗

DCM 的姑息性手术应早期施行并同时联合可持续改善左心室功能、阻断进展性重构过程以及预防心脏猝死的不同治疗方法方可获得良好的疗效。小儿 DCM 左心室舒张末期压力＞3.32 kPa 者提示预后差，应考虑早期心脏移植。

4.分子生物学技术的运用

通过基因导入或干细胞诱导分化手段来改善心肌收缩能力的治疗方法尚在

实验中。

二、肥厚型心肌病

肥厚型心肌病是指在无明显阻力及容量负荷增加的情况下心肌发生肥厚，通常表现为室间隔非对称性肥厚，发病少见，多认为是常染色体显性遗传病。病因不明，肥厚型心肌病虽然起始于新生儿期，往往到成人才出现症状。

（一）诊断

1.临床表现

多数在儿童期无症状，常因体检发现心脏杂音而首次诊断。早期可有运动后气促、心悸、胸痛或晕厥，婴儿期可出现严重心力衰竭，也可无症状而猝死。体征：脉搏短促，心尖冲动向左下移位，呈抬举性或双重性冲动，胸骨左缘下部及心尖部可闻及 3/6 级收缩期喷射性杂音，第二心音反常性分裂。

2.心电图检查

左心室肥大，ST 段下移，T 波倒置，左心房肥大，异常 Q 波。婴儿可见右心室流出道梗阻所致右心室肥大表现。有时存在预激综合征和其他心室内传导异常的征象。

3.胸部 X 线检查

左心室轻至中度增大。

4.超声心动图检查

(1)IVS/LVPW＞1.3 或 1.5，可观察室间隔及心室壁肥厚的程度及范围。

(2)收缩期二尖瓣前叶向前运动，朝室间隔对合。

(3)左心室流出道狭窄。

5.心导管检查和心血管造影

左心导管检查可见左心室舒张末压增高。梗阻型心肌病在左心室流出道压力常＞2.7 kPa(20 mmHg)，在期前收缩后记录主动脉压，若主动脉内压较窦性搏动时降低称 Brockenbrough 现象，为梗阻型心肌病特异表现。主动脉瓣狭窄患者期前收缩心尖冲动增强，室内压升高，则主动脉压与室内压成比例升高。左心室造影室间隔肥厚者可显示肥厚的室间隔突入左心室流出道，心室腔呈 S 形。心尖肥厚者左心室腔呈香蕉状或纺锤形，心尖部心腔狭小。

6.心内膜心肌活检

肥厚心肌排列紊乱，心肌细胞巨大，核周常有“光环”围绕，线粒体增生变性，心肌细胞严重糖原堆积，儿茶酚胺含量增高。

(二)治疗

治疗原则为弛缓肥厚的心肌，改善左心室顺应性，减轻左心室流出道狭窄，防治心力衰竭。

1.一般治疗

应限制患者活动，对心室腔扩张而室内梗阻不明显者，可考虑使用小剂量洋地黄类药物，避免用强力利尿剂和输注异丙肾上腺素或其他正性肌力药物。

2.药物治疗

对有症状的HCM患者，首选的治疗还是β受体阻滞剂及钙通道阻滞剂，近年来用于治疗HCM的药物还有异丙吡啶及生长激素拮抗剂奥曲肽，后者作用机制是减少生长激素在心肌增生中的作用，取得一定疗效。

药物应用中应注意的几个问题：①药物的选择尚无可遵循的标准，主要根据医师的经验与爱好。一般先选用维拉帕米或β受体阻滞剂，但无证据表明两者合用效果会更好。②对于有明显流出道压差或肺动脉压明显升高的患者，因维拉帕米的扩血管作用会引起严重的血流动力学并发症，故应慎用。维拉帕米2～3 mg/(kg・d)，口服，3次/天，维持6个月以上，婴儿期不使用该类药物。③硝苯地平和地尔硫䓬也偶尔用于HCM治疗，但应注意硝苯地平有较强的扩血管作用，对某些患者特别是流出道梗阻患者，可能有害。④对于充血性心力衰竭患者，若用β受体阻滞剂或维拉帕米仍有症状者，可加用利尿剂有望改善症状。但是，由于许多患者有舒张功能不全，需要相对较高的充盈压达到心室充盈，因而利尿剂的应用要慎重。⑤对房颤的处理要积极。房颤是HCM一种常见并发症，房颤使患者发生血栓、心力衰竭及死亡的危险度增加。房颤首选胺碘酮治疗。若药物治疗无效则应行房室消融术并植入起搏器。⑥对药物治疗不能控制症状的患者，后续治疗取决于其有无流出道梗阻。若无流出道梗阻而伴有严重心力衰竭患者，其多处于终末期，对这些患者应停用β阻滞剂和维拉帕米，改用常规的抗心力衰竭治疗，用利尿剂、钙通道阻滞剂、血管紧张素转化酶抑制剂和洋地黄类药物等。

3.起搏治疗

经药物保守治疗效果不佳或出现药物不良反应，不能或不愿应用外科手术治疗，均可考虑应用起搏治疗。根据患者具体情况可选择右心室起搏、双腔起搏和三腔起搏

4.植入式心脏复律除颤器

目前植入式心脏复律除颤器(ICD)已成为救治室性心动过速或心室颤动患

者的重要治疗手段。ICD对HCM患者猝死的继发性预防是有效的，但对猝死的原发性预防患者的选择及仪器相关并发症的预防尚需要进一步改进。

5.经皮腔间隔心肌化学消融术

经皮腔间隔心肌化学消融术与手术治疗一样可达到减轻左心室流出道梗阻的目的，能使患者的症状改善明显优于双腔起搏治疗，并可与外科手术相媲美。其近、中及远期疗效的可靠性与外科手术相当，可以作为某些适合手术患者的首选治疗。其缺点：术中低血压的发生率高达22%；术中前间壁、下后壁心肌广泛损伤，严重者造成心肌坏死，乃至室间隔心肌大部分坏死，造成左心功能不全，严重者泵衰竭死亡；住院病死率为0～4%；高度或完全性房室传导阻滞发生率高达52%～68%，其中14%～20%需安装永久起搏器；束支阻滞占40%～50%，部分能够恢复；其他不常见的并发症有乙醇泄漏、导丝造成前降支撕裂、冠状动脉血栓、急性二尖瓣关闭不全、右心室梗死等。

6.外科手术治疗

对改善HCM患者的症状虽然疗效较好，但由于创伤大，并发症发生率亦较高。

7.对无症状、轻症状患者的处理及心源性猝死的预防

近年来，人们对无症状、轻症状患者日益重视，猝死原因多数是室性心动过速和室颤，因此评价HCM患者猝死危险度并给予治疗，对预防猝死很有帮助。对猝死有预警价值的参考因素有：①心源性猝死的家族史；②心源性猝死的先兆史及晕厥史；③动态心电图监测有室速、室颤；④电生理研究能诱发室速；⑤锻炼、活动时出现低血压；⑥儿童有心肌局部缺血表现。以上因素都为阴性患者一般不会引起心源性猝死，而这些因素中阳性越多，危险度就越大。HCM猝死的预防治疗主要有胺碘酮和植入ICD，后者能有效终止快速性心律失常，对慢性心律失常所致的心搏骤停也有治疗作用。

第二节　急性心包炎

急性心包炎是由心包脏层和壁层急性炎症引起的综合征。急性心包炎临床表现具有隐袭性，容易漏诊。

一、病因

急性心包炎的病因可来自心包本身或为全身性疾病的一部分,心包本身的病因包含有特发性(非特异性)、感染性(病毒、细菌、结核等)、免疫炎症性、肿瘤及创伤等。其中以结核性、非特异性、肿瘤性较为常见。全身性疾病如系统性红斑狼疮、尿毒症等。

二、诊断

(一)临床表现

1.症状

心前区疼痛的症状常于体位改变、深呼吸、咳嗽、吞咽、卧位尤其当抬腿或左侧卧位时加剧,坐位或前倾位时减轻。疼痛通常局限于胸骨下或心前区,常放射到左肩、背部、颈部或上腹部,偶向下颌、左前臂和手放射。有的心包炎疼痛较明显,如急性非特异性心包炎;有的则轻微或完全无痛,如结核性和尿毒症性心包炎。

(1)心脏压塞的症状:可出现呼吸困难、面色苍白、烦躁不安、发绀、乏力、上腹部疼痛、水肿甚至休克。

(2)心包积液对邻近器官压迫的症状:肺、气管、支气管和大血管受压迫引起肺淤血,肺活量减少,通气受限制,加重呼吸困难,使呼吸浅而速。患者常自动采取前卧坐位,使心包渗液向下及向前移位,以减轻压迫症状。气管受压可产生咳嗽和声音嘶哑。食管受压可出现咽下困难症状。

(3)全身症状:心包炎本身亦可引起畏寒、发热、心悸、出汗、乏力等症状,与原发疾病的症状常难以区分。

2.体征

(1)心包摩擦音:急性纤维蛋白性心包炎的典型体征。在胸骨左缘第3和第4肋间、胸骨下部和剑突附近最清楚。常仅出现数小时或持续数天、数周。当渗液出现两层心包完全分开时,心包摩擦音消失;如两层心包有部分粘连,虽有大量心包积液,有时仍可闻及摩擦音。在心前区听到心包摩擦音,就可作出心包炎的诊断。

(2)心包积液的积液量在200～300 mL或渗液迅速积聚时产生以下体征。①心脏体征:心尖冲动减弱、消失或出现于心浊音界左缘内侧处。心浊音界向两侧扩大、相对浊音区消失,患者由坐位转变为卧位时第2～3肋间的心浊音界增宽。心音轻而远,心率快。少数患者在胸骨左缘第3～4肋间可听得舒张早期额外者(心包叩击音),此音在第二心音后0.1秒左右,声音较响,呈拍击样。②左肺受压迫的征象:有大量心包渗液时,心脏向后移位,压迫左侧肺部,可引起左肺下叶不张。左肩胛肩下常有浊音区,语颤增强,并可听到支气管呼吸音。③心脏压塞的征象:快速心包积液,即使仅100 mL,可引起急性心脏压塞,出现明显的心动过速,如心排血量显著下降,可产生休克。当渗液积聚较慢时,除心率加速外,静脉压显著升高,可产生颈静脉怒张、搏动和吸气时扩张,肝大伴触痛,腹水,皮下水肿和肝-颈静脉反流征阳性等体循环淤血表现。可出现奇脉。

(二)辅助检查

1.血液化验

急性心包炎患者可有白细胞计数增多、血沉增快及C反应蛋白增加。心肌酶学一般为正常,部分患者肌钙蛋白升高。

2.心电图检查

急性心包炎约有90%患者出现心电图异常改变,可在胸痛发生后几小时至数天,典型演变可分为4期。

(1)ST段呈弓背向下抬高,T波高。一般急性心包炎为弥漫性病变,故出现于除aVR和V_1外所有导联,持续2天至2周。V_6的ST/T比值≥0.25。

(2)几天后ST段恢复到基线,T波减低、变平。

(3)T波呈对称型倒置并达最大深度,无对应导联相反的改变(除aVR和V_1直立外)。可持续数周、数月或长期存在。

(4)T波恢复直立,一般在3个月内。病变较轻或局限时可有不典型的演变,出现部分导联的ST段、T波的改变和仅有ST段或T波改变。

3.超声心动图检查

这是诊断心包积液简便、安全、灵敏和可靠的无创性方法,M型超声心动图检查时,可见一个无回声区(液性暗区)将心肌回声与心包回声隔开,这个区域即为心包积液,二维超声心动图取左心长轴观及心尖四腔观可很容易见有液性暗区较均匀地分布在心脏外围,它较M型超声心动图检查更能估计心包渗液量的演变,一般认为暗区直径>8 mm,积液量约500 mL;直径>25 mm时,液量>1 000 mL,超声心动图可提示有无心包粘连;可确定穿刺部位,指导心包穿刺,并可在床边进行检查。

4.X线检查

X线检查对渗出性心包炎则有一定的价值,可见心脏阴影向两侧扩大,心脏搏动减弱;尤其是肺部无明显充血现象而心影明显增大是心包积液的有力证据。

但X线检查对纤维蛋白性心包炎的诊断价值有限。

5.心脏CT或心脏MRI检查

心脏CT和心脏MRI两者均可以非常敏感地探测到心包积液和测量心包的厚度,其中MRI能清晰显示心包积液的容量和分布情况,并可分辨积液的性质,如非出血性渗液大都是低信号强度;尿毒症性、外伤性、结核性渗液内含蛋白和细胞较多,可见中或高信号强度。

6.心包穿刺

当明确有心包积液后,可行心包穿刺对渗液作涂片、培养、细胞学等检查,有助于确定其性质或病原,心包渗液测定腺苷脱氨基酶(ADA)活性≥30 U/L对诊断结核性心包炎具有高度特异性,抽液后再向心包内注入空气(100～150 mL)进行X线检查,可了解心包的厚度、心包面是否规则(肿瘤可引起局限性隆起)、心脏大小和形态等,在大量心包积液导致心脏压塞时,可行心包治疗性穿刺抽液减压,或针对病因向心包腔内注入药物进行治疗。

7.纤维心包镜检查

凡有心包积液需手术引流者,可先行纤维心包镜检查,心包镜在光导直视下观察心包病变特征,并可在明视下咬切病变部位做心包活检,从而提高病因诊断的准确性。

(三)诊断标准

在可能并发心包炎的疾病过程中,如出现胸痛、呼吸困难、心动过速和原因不明的体循环静脉淤血或心影扩大,应考虑为心包炎的可能。在心前区听到心包摩擦音,则心包炎的诊断即可确立。心电图异常表现者,应注意与早期复极综合征、急性心肌缺血等进行鉴别。目前尚没有统一的诊断标准,但既往的研究提示诊断急性心包炎需要满足以下4个条件中的至少2条:①特征性的胸痛;②心包摩擦音;③具有提示性的心电图改变;④新出现的或者加重的心包积液。

三、治疗

(一)针对原发病治疗

结核性心包炎时应尽早开始抗结核治疗,足够的剂量,直到结核活动停止后1年左右再停药。化脓性心包炎时应选用足量对致病菌有效的抗生素,并反复心包穿刺抽脓和心包腔内注入抗生素,如疗效不佳,即应及早考虑心包切开引流,心包增厚时可作广泛心包切除;病毒性心包炎应加强抗病毒治疗;风湿性心包炎时应加强抗风湿治疗,一般对肾上腺皮质激素反应较好;非特异性心包炎时可使用肾上腺皮质激素。

(二)解除心脏压塞

在超声心动图定位下心包穿刺抽液是解除压迫症状的有效措施。常用的穿刺部位是:①左侧第5肋间心浊音界内侧1~2 cm处,针尖向内向后推进指向脊柱,穿刺时患者应取坐位;②胸骨剑突与左肋缘相交的夹角处,针尖向上、略向后,紧贴胸骨后面推进,穿刺时患者应取半卧位,此穿刺点不易损伤冠状血管,引流通畅,且不经过胸腔,适用于少量心包积液,尤其是化脓性心包炎,可免遭污染;③左背部第7或第8肋间左肩胛线处,穿刺时患者取坐位,左臂应提高,针头向前并略向内推进,当有大量心包积液压迫肺部,而其他部位不能抽出液体时可采用此穿刺部位,如疑为化脓性心包炎时,应避免此处抽液,以防胸部感染。心包穿刺时,也可将穿刺针与绝缘可靠的心电图机的胸导联电极相连接进行监护,用针穿刺时同时观察心电图的变化,如触及心室可见ST段抬高,偶见QS型室性期前收缩;触及心房时,可见P-R段抬高及有倒置P波的房性期前收缩出现。心包穿刺应备有急救药品、心脏除颤器及人工呼吸器械等,并注意无菌技术,穿刺部位用1%~2%普鲁卡因浸润麻醉,然后将针刺入,直至穿进有抵抗感的心包壁层继而出现“落空感”为止,针头推进应缓慢,如手感有心脏搏动,应将针头稍向后退;抽液不能过快过猛;积液过稠时,可改为心包切开引流术。

心包穿刺失败或出现并发症的原因有:①属损伤性心包出血,血液进入心包腔的速度和抽吸一样快;②少量心包积液,超声提示仅在基底部,心脏前面没有液性暗区;③包裹性积液;④罕见的并发症是心脏压塞缓解后,突然的心脏扩张和急性肺水肿,其机制可能是在心功能不全的基础上,心脏压塞解除后静脉回流突然增加所致。如渗液继续产生或有心包缩窄表现,应及时做心包切除,以防止发展为缩窄性心包炎。

(三)对症治疗

患者宜卧床休息。胸痛时给予镇静药、阿司匹林、吲哚美辛,必要时可使用吗啡类药物或左侧星状神经节封闭。

第三节 风湿性心脏病

一、概述

风湿性心脏病是风湿热反复发作造成的心脏损害,是后天获得性心脏病的主要疾病之一。急性期表现为风湿性心肌炎,如累及心脏瓣膜而引起瓣膜的炎症反应,经过渗出期、增生期和瘢痕期,可造成瓣膜永久性的病变,导致瓣膜口狭窄和关闭不全,继而引起心脏扩大、心力衰竭和心律失常,二尖瓣最常受累,其次为主动脉瓣,为慢性风湿性心瓣膜病。

二、病因

风湿性心脏病是由A族溶血性链球菌感染后所发生的自身免疫性疾病。不断的链球菌感染、风湿热反复发作或持续时间长,风湿性心脏病的发生率明显增加。一般认为本病的发生与3个因素的相互作用有关。①A族β溶血性链球菌致病的抗原性:链球菌M蛋白与人体组织特别是心肌组织的抗原有交叉的免疫反应。②易感组织器官的特性及免疫机制:通过急性风湿热患者瓣膜表面的内皮细胞研究发现,除了抗体和补体触发炎症之外,还发现T淋巴细胞通过活化瓣膜表面的内皮细胞浸润,在组织内参与了炎症反应。③宿主易感性:以往的研究发现,即使是较严重的A族链球菌感染流行,也仅有1%~3%未治疗的A族链球菌感染咽炎患者患病,提示存在宿主易感性。

三、诊断

根据病史、临床表现及辅助检查即可作出诊断。在诊断过程中,要注意评判是否伴发风湿活动。注意发现并发症,如心力衰竭、感染性心内膜炎、心律失常、栓塞等。

(一)病史

风湿性心脏病多有风湿热病史,部分呈隐匿经过。

(二)临床表现

1.二尖瓣关闭不全

二尖瓣关闭不全是儿童期风湿性心脏病最常见的瓣膜病,轻度关闭不全可无症状，中度和重度关闭不全可出现疲倦、乏力等症状，疾病进展可出现心力衰竭症状。查体心前区隆起，心尖冲动弥散，可触及收缩期震颤，心界向左下扩大，第一心音降低，第二心音亢进且明显分裂，可闻及第三心音。心尖区闻及Ⅲ/6级全收缩期粗糙的吹风样杂音，向左腋部及背部、肩脚下传导，左心室扩大者产生二尖瓣相对狭窄，心尖部可闻及舒张中期杂音。

2.二尖瓣狭窄

由于瓣膜口狭窄的程度、病情进展速度及代偿的差异，临床表现可有不同，主要症状包括呼吸困难、咳嗽、反复呼吸道感染、生长发育迟缓、心力衰竭等。查体第一心音亢进，心尖部及胸骨左缘第4肋间处可闻及开瓣音，心尖部舒张期隆隆样杂音，随着二尖瓣口狭窄加重，肺动脉瓣区第二心音亢进。

3.主动脉瓣关闭不全

往往伴有二尖瓣病变，很少单独存在。轻度患者可无症状，重度患者在病变多年后出现症状。心悸为早期症状，严重者可出现心绞痛症状，多在左心衰竭后出现。体征包括周围血管征及主动脉瓣听诊区或胸骨左缘第3、4肋间闻及叹气样高频舒张期杂音，呈递减型；严重关闭不全时心尖部可闻及低频、舒张早期隆隆样杂音，即Austin-Flint杂音。

4.主动脉瓣狭窄

轻症可无症状，中度和重度可出现发育迟缓、易疲劳、活动后气促、胸痛、晕厥等。查体主动脉瓣区可触及收缩期震颤，闻及喷射性收缩期杂音，伴有收缩期喀喇音。

（三）辅助检查

1.心电图检查

可明确患者的心律，有无心肌缺血改变，是否合并有心房颤动等。

2.胸部X线检查

可以了解心脏大小和肺部的改变。

3.超声心动图检查

作为一种无创方法，已经是评价各瓣膜病变的主要手段之一，不仅可以测定心腔大小、心室功能，也可以测定跨瓣膜压差、瓣膜开口面积、肺动脉压力等指标。

4.心导管造影

目前超声心动图技术已能比较全面地观察瓣膜的厚度、活动度及狭窄等情况，如合并重度肺动脉高压，或者心脏复杂畸形，可行心导管造影了解肺动脉高压的性质以及协助明确诊断。

四、鉴别诊断

风湿性心脏病应与以下几种疾病鉴别。

(1)左心房黏液瘤:本病可出现与风湿性心脏病相似体征,但杂音往往呈间歇性出现,随体位而改变,无风湿热史,有昏厥史,易出现反复动脉栓塞现象。超声心动图可见左心房内有云雾状光团往返于左心房和二尖瓣口。

(2)尚需与左向右分流型先天性心脏病、贫血性心脏病、扩张型心脏病等所致的相对性二尖瓣狭窄相鉴别。根据病史、体格检查以及超声心动图检查,不难作出鉴别。

五、治疗

(一)一般治疗

慢性心脏瓣膜病轻者可不必严格限制活动,中度和重度者需严格限制活动,避免剧烈活动诱发的心力衰竭、心绞痛以及晕厥。

饮食方面,除高热量膳食外,应给予足够的蛋白质及维生素A和维生素C。

(二)抗生素治疗

(1)风湿热诊断明确后尽早开始治疗,应立即给予1个疗程的青霉素治疗(对青霉素无变态反应者)以清除链球菌。

(2)长期足疗程的抗生素治疗,预防风湿热复发,抗生素疗程不少于5年,最好到成人期。

(三)抗风湿治疗

对于风湿活动者,抗风湿治疗是必要的。常用药物为水杨酸制剂及肾上腺皮质激素。

(四)充血性心力衰竭的治疗

除给予吸氧、镇静外,可给予利尿剂、血管扩张剂和强心剂的治疗,洋地黄类药物的剂量应偏小(1/3～1/2量)。

(五)心律失常的药物治疗

根据病情选用胺碘酮、洋地黄类药物、β受体阻滞剂等。合并慢性心房颤动者,宜长期口服阿司匹林以抗血小板聚集。

(六)外科治疗

风湿性心瓣膜病变内科治疗无效者应行外科手术或介入手术,包括瓣膜修复成形术、瓣膜置换术或球囊扩张术等。手术一般在心力衰竭症状有所改善、病情稳定后进行，风湿活动或感染性心内膜炎者在治愈后3～6个月才能手术。

第四节 先天性心脏病

一、室间隔缺损

室间隔缺损（室缺）为最常见的先天性心脏病，占先天性心脏病总数的25%～50%。室缺可分为单纯性、室间隔与圆锥间隔的发育畸形两类，可伴有大动脉错位等复杂畸形。本节主要涉及单纯性室缺。

（一）病理

室缺的大小、形状、位置等变异很大，多为单发，缺损直径多为0.6～1.0 cm，但可＜0.3 cm，最大可＞4.5 cm。一般缺损直径＜0.5 cm为小型室缺，0.5～1.5 cm为中型室缺，＞1.5 cm为大型室缺。

1.分类

(1)漏斗部缺损：占20%～30%，分2类。①Ⅰ型：干下型，位于胚胎期动脉总干的下方，其上缘无肌组织，紧邻肺动脉瓣环；②Ⅱ型：嵴上型，位于室上嵴上方。

(2)膜部缺损：最多见，占60%～80%，分3类。①Ⅰ型：嵴下型。累及膜部及一部分室上嵴，位于圆锥乳头肌之前。②Ⅱ型：单独膜部型。仅限于膜部室间隔的小缺损。③Ⅲ型：隔瓣下型。缺损累及膜部和一部分窦部，位于圆锥乳头肌之后。

(3)肌部缺损：约占10%，包括窦部和肌小梁部缺损，缺损四周均为肌组织。

(4)左心室右心房型缺损：系膜部间隔心房部的缺损，位于三尖瓣隔瓣之上和二尖瓣前瓣之下。

2.合并畸形

常合并动脉导管未闭、房缺、二尖瓣关闭不全、主动脉瓣关闭不全、部分肺静脉畸形引流、肺动脉瓣狭窄、主动脉瓣狭窄、主动脉窦瘤破裂、主动脉缩窄、主动脉弓离断等。

3.病理生理

舒张期左心室压超过右心室压不多,压差不大,分流量不多,不产生心脏杂音。收缩期左右心室间压差明显,大量左心室血向右心室分流,产生心脏杂音。左向右分流使肺循环血流量增加,久之肺动脉压力增高(动力型肺高压),进一步发展,使肺小动脉收缩,管壁增厚,肺血管阻力增高(梗阻型肺高压),最终出现双向分流或右向左分流,形成艾森门格综合征。

(二)诊断

1.临床表现

(1)小型缺损(Roger 病):患儿无症状,多在体检时于胸骨左缘第 3~4 肋间闻及全收缩期杂音,常伴有震颤。

(2)中型缺损:临床可无症状,但大部分在婴儿期出现症状,吸奶时气急,体重较轻,易发生肺部感染。体查:心尖冲动明显,心界扩大,杂音及震颤与 Roger 病相同,偶于心尖部闻及舒张中期杂音(相对性二尖瓣狭窄所致),肺动脉瓣第二心音亢进、分裂。

(3)大型缺损:生后 2~3 周即可出现症状,喂奶困难,呼吸困难呈进行性加重,反复呼吸道感染。体查:心前区隆起,心界明显扩大,胸骨左缘第 3~4 肋间闻及明显收缩期杂音并伴有收缩期震颤,心尖区可闻及短而响亮的舒张中期杂音,肺动脉瓣第二心音亢进。如出现艾森门格综合征,则发绀明显,杵状指(趾),红细胞增多。听诊杂音很轻,一般为非特异性的喷射性杂音,无震颤,肺动脉瓣第二心音亢进明显,可能伴有肺动脉瓣反流的舒张早期杂音。

2.辅助检查

(1)心电图:①小型室缺心电图可正常。②中型室缺左、右心室均有肥大,以左心室肥大明显。③大型室缺左、右心室肥大,TV5 倒置。伴肺动脉高压时以右心室肥大为主,电轴右偏。

(2)X 线检查:①小型室缺 X 线平片正常;②中型室缺可见心影增大,肺动脉及其主干稍有增粗,主动脉结多属正常;③大型室缺左、右心室均有增大,以左心室为主。肺动脉段突出,“肺门舞蹈”,主动脉结正常或缩小。合并重度肺高压时,肺动脉段突出更为明显,部分呈瘤样扩张,肺门血管亦呈相应的明显扩张,有时呈残根状,肺野外带血管变细、扭曲。

(3)超声心动图:可显示缺损的位置。B 超能显示 0.5 cm 以上的缺损,表现为室间隔回声中断,两断端反光增强。<0.5 cm 的缺损,可用彩超于室间隔右心室面可见到左向右的过隔五彩血流信号,并记录到收缩期湍流频谱。

(4)心导管检查及心血管造影:心电图和X线大致正常的小缺损不必行此检查。①心导管检查:右心室比右心房血氧含量高0.9%(容积)可诊断。肺动脉与主动脉血流量之比(QP/QS)在小型缺损不到1.5∶1、中型缺损(1.5～3.0)∶1、高分流型缺损超过3.0∶1。高肺血管阻力型缺损因肺血管阻力达外周血管阻力的40%～70%,分流量因此减低。艾森门格综合征时,肺血管阻力超过外周血管阻力的70%,主动脉、肺动脉血流量相仿,重者单纯为右向左分流。②左心室造影特点:左心室充盈后右心室立即显影,根据右心室显影的密度及最早部位、分流剂柱的喷射方向可粗略地判断分流量及缺损部位。

(三)治疗

1.内科治疗

内科治疗包括防治心力衰竭、控制呼吸道感染、治疗感染性心内膜炎。

2.自行闭合

自行闭合的可能性达20%～63%,多在6岁内,其中多为小型缺损和肌部缺损,但最大闭合年龄可达31岁。

3.介入治疗

适用于肌部或部分膜部室缺。

4.外科治疗

小型室缺一般不必手术。在婴儿期如果有大的左向右分流,使左心负担过重,产生难以控制的心力衰竭,生长发育受影响或反复肺部感染,应尽量在2岁前关闭缺损。如有明显症状,存在大的左向右分流或肺动脉压有升高趋势者,尽早手术治疗。如合并心力衰竭或感染性心内膜炎,必须在充分控制后再考虑手术治疗。对小到中等大小的室缺患者,如6～10岁缺损仍无自行闭合倾向,且心电图及X线胸片出现病理改变时,即使症状不明显,亦应积极手术治疗。严重肺动脉高压,产生右向左分流者属手术禁忌。手术有直接缝合修补缺损和补片修补两种,后者适合于缺损直径>1.5 cm者。

(四)预后

儿童期,随年龄增大,70%患儿缺损可变小。5%～10%的大型缺损可出现漏斗部狭窄,而转变成无发绀型或发绀型四联症。小型缺损多预后良好,但需定期检查。

二、房间隔缺损

房间隔缺损(房缺)是胚胎心房分隔过程中的异常,可产生继发孔型缺损、原发孔型缺损、房间隔缺如(单心房)及卵圆孔未闭等畸形。卵圆孔未闭一般不引起两心房间分流,无多大临床意义。

(一)病理

房缺常是单个,也可以多个呈筛状,直径一般2~4 cm。

1.分型

(1)中心型(卵圆孔型缺损):占继发孔型房缺的76%。缺损位于房间隔中心,相当于卵圆窝部位,冠状静脉窦开口于缺损的前下方,可伴右肺静脉回流异常。可分为以下几种。①卵圆瓣残缺:卵圆瓣有一处或两处缺损,但仍有部分组织残存呈筛状;②卵圆瓣缺如:缺损较大,四周为卵圆环,常呈椭圆形。

(2)下腔型(低位缺损):占12%。缺损位于房间隔的后下方,其下缘完全缺如或仅残留极少膜样组织,下腔静脉瓣的下端和缺损边缘相连。对于下腔静脉瓣很大的病例,手术缝合时注意不要将下腔静脉瓣误认为缺损边缘,否则将把下腔静脉隔入左心房。

(3)上腔型(高位缺损):占3.5%,又称静脉窦型缺损。缺损位于房间隔后上方,与上腔静脉口没有明确界限,常合并右上肺静脉畸形引流。

(4)混合型:为两种或两种以上畸形同时存在,占8.5%。缺损巨大,占房间隔的极大部分。

2.合并其他畸形

发生率为15%~32%。如动脉导管未闭、肺动脉瓣狭窄、室缺、肺静脉畸形引流、二尖瓣关闭不全、二尖瓣脱垂、二尖瓣狭窄(称卢腾巴赫综合征)等,极少数可合并主动脉缩窄。

3.病理生理

房缺时,左右两房的压力趋于相等0.5~0.7 kPa(4~5 mmHg),以此压力容易充盈右心室,但充盈左心室则稍嫌不足,所以造成左心房的血流在心室舒张期通过缺损大量向右心房、右心室分流。在心室收缩期,两房之间也有左向右分流发生。由于左向右分流,肺循环的流量可数倍于体循环,右心房、右心室和肺动脉都扩张,而左心室、主动脉及整个体循环的血流量减少。由于肺血管阻力小,所以肺动脉高压发生往往较晚,多在20岁以后。当病情晚期出现严重肺动脉高压,右心房压力高于左心房时,可出现右向左分流而持久发绀。

(二)诊断

1.临床表现

缺损小者无症状。缺损大者有消瘦、乏力、心悸、多汗、活动后气促,因肺循环充血而易患肺炎。当剧烈哭泣、患肺炎或心力衰竭时,右心房压力可超过左心房而出现暂时性发绀。体查:体型多消瘦。心前区较饱满,心尖冲动弥散,10%患者于肺动脉瓣区可触及震颤,心界可扩大,胸骨左缘第2～3肋间可闻及(2～3)/6级收缩期喷射性杂音,向两肺传导,此是右心室排血增多,产生右心室流出道相对性狭窄缘故。最具特征性的是肺动脉瓣第二音亢进且固定分裂,年龄越大越明显。左向右分流量较大时,因三尖瓣相对狭窄,可在胸骨左缘下方听到舒张期杂音。

2.辅助检查

(1)心电图检查:多有右心室肥大伴右束支传导阻滞,V_1呈rsR图形,电轴右偏。20%可见P-R间期延长。如系静脉窦型缺损则P波在Ⅱ、Ⅲ、aVF导联倒置。原发孔型房缺见电轴左偏及左心室肥大。

(2)X线检查:婴幼儿患者心脏可正常或稍增大,肺血增多不明显。如缺损大,分流量多,则右心房、右心室、肺动脉总干及其分支均扩大,搏动强烈,透视下可见“肺门舞蹈”,左心房不大,左心室及主动脉影相对较小。

(3)超声心动图检查:M型超声心动图显示右心室舒张期容量增大,室间隔与左心室后壁呈矛盾运动。B超显示右心房、右心室内径增大,远离心脏十字交叉处房间隔回声中断,断端回声增强。多普勒取样容积置于房缺右心房侧,可见舒张期湍流频谱。彩超可见心腔内血流的方向、容量及缺损大小。

(4)心导管检查及心血管造影:右心房平均血氧含量高于上、下腔静脉血氧含量,说明心房水平由左向右分流。导管可由右心房进入左心房,在缺损处有一定的活动度。一般不需造影。如导管从右心房进入左心房,并注射造影剂可证实左向右分流。晚期肺动脉高压病例则肺动脉压力增高至接近或超过主动脉压,伴有动脉血氧饱和度降低。

(三)治疗

1.对症治疗

加强护理和营养,有心力衰竭者抗心力衰竭治疗。

2.自行闭合

1岁内有50%可以自行闭合,1岁后可能性小。

3.介入治疗

适用于:①有手术指征的继发孔型房缺(直径＜30 mm,房间隔边缘＞4 mm,房间隔大于缺损最大伸展径的2倍);②卵圆孔未闭;③外科术后残余分流的房缺；④二尖瓣球囊扩张术后遗留明显的心房水平分流。

4.手术治疗

有心脏扩大和肺充血改变者，即使是儿童或没有症状者也应手术修补。手术以5～7岁为宜。发展到右向左分流，出现艾森门格综合征为手术的禁忌证。

(四)预后

大多数患儿无症状。

三、动脉导管未闭

动脉导管未闭发病率占先天性心脏病的10%～15%。

(一)病理

动脉导管位于左锁骨下动脉远侧的降主动脉与左肺动脉根部之间。导管直径0.2～2.0 cm，长度多在0.6～1.0 cm。

1.分型

(1)管型：导管两端直径基本相等，约占80%。

(2)漏斗型：导管一端大，一端小，形似漏斗，直径大的一端常在主动脉侧，约占19%。

(3)窗型：导管极短，粗大，似主动脉与肺动脉之间的窗口，此型少见。

(4)哑铃型：导管中间细，两头粗，形似哑铃。

(5)瘤状型：导管本身中间扩张，呈瘤状，或伴随肺动脉段呈瘤样扩张。

(6)钙化型：有的导管壁钙化，或主动脉壁一部分钙化。

2.合并畸形

可与任何先天性心脏病并存。如室缺、房缺、法洛四联症、大动脉错位、右心室双出口、心内膜垫缺损、二叶主动脉瓣等。如并存室间隔完整的肺动脉闭锁、主动脉弓离断等称代偿性动脉导管未闭。

3.病理生理

由于主动脉压力在收缩期和舒张期均高于肺动脉，所以在收缩期和舒张期均通过动脉导管产生左向右分流。分流量的多少决定于导管的大小、肺血管阻力以及主动脉和肺动脉间的压差。肺动脉接受来自右心室和主动脉两处的血流，肺循环血流量增加，回到左心房、左心室的血流量也增多，心排血量达到正常2～3倍时，产生左心房、左心室增大，左心衰竭。大量分流使肺动脉压增高，右心室压力负荷增加，引起右心室肥大、右心衰竭。大量分流首先使肺小动脉反射性痉挛，继之内膜增厚，阻力增加，出现肺动脉高压。当肺动脉压力≥主动脉压力时，则出现双向分流或右向左分流(艾森门格综合征)，产生发绀。由于右上肢常被完全氧合的血液灌注，左上肢接受部分来自动脉导管的未饱和血，而双下肢接受大量的未饱和血，因此双下肢发绀较明显，左上肢较轻，而右上肢正常，称差异性发绀。主动脉血流在收缩期和舒张期均流入肺动脉，使周围动脉舒张压下降而脉差增大。

(二)诊断

1.临床表现

(1)症状：中、小型导管可毫无症状，仅于体检时发现杂音。粗大的导管，可于生后2～3个月时产生左心衰竭，至1岁后因肺血管床大量增长，心力衰竭症状消失，但20岁后又偶可并发心力衰竭。婴儿期后，并发感染性动脉内膜炎的机会较心力衰竭多。

(2)体征：年长儿多属瘦长体型。自幼分流量大者可有鸡胸，心前区突出或肋膈沟。心脏冲动强烈。于胸骨左缘2～3肋间可闻及响亮的连续性机器样杂音，收缩期增强，伴有震颤。但婴儿期、心力衰竭、肺动脉压增高时可仅有收缩期杂音，肺动脉瓣第二心音亢进。分流量大者可于心尖区闻及舒张中期杂音，甚至可闻及二尖瓣开放拍击音。由于主动脉血向肺动脉分流，可出现周围血管征，如脉压增宽、水冲脉、毛细血管搏动、股动脉枪击音等。当产生艾森门格综合征时，则出现差异性发绀，并在发绀相应的肢体出现杵状指(趾)。

2.辅助检查

(1)心电图检查：小导管正常。中等大小的导管可见电轴左偏，左心室负荷增加，或左右心室均肥大，左心房肥大。大导管则左、右心室肥大，但以左心室肥大为主。当肺血管阻力严重增高时，电轴可由左偏变为右偏，双室肥大或单纯右心室肥大或劳损。

(2)X线检查。①小导管：X线检查可正常或心影稍大，肺动脉段轻凸或平直，肺血正常或略多，主动脉结正常或稍增宽，偶有“漏斗征”；②中等导管：心影增大，以左心房、左心室增大为主，肺动脉中段凸出，肺血增多，主动脉结增宽，可有“漏斗征”；③大导管：心影明显增大，为左心房、左心室、右心室增大，肺动脉及其分支扩大，肺血明显增多，多有“漏斗征”。透视下有“肺门舞蹈”。

(3)超声心动图检查：B超于胸骨旁大动脉短轴观和胸骨上窝主动脉短轴观显示肺动脉分叉处与降主动脉起始部有沟通。彩超于这两个切面上可见降主动脉红色血流分流入肺总动脉内并沿左肺动脉上行。此处多普勒取样可记录到异常连续性(以舒张期为主)的湍流频谱。此外，尚可见到左心系统扩大，房、室间隔完整，主动脉内径增宽等间接征象。

(4)心导管检查及心血管造影：小、中型导管一般不做心导管检查。大导管并肺动脉高压及为排除其他病变需行心导管检查。心导管发现：肺动脉血氧含量高于左心室 0.5%容积以上，99%的导管可由肺总动脉经未闭的动脉导管进入降主动脉。逆行主动脉和左心室造影特点：升主动脉和主动脉弓增粗。左侧位在左锁骨下动脉下方、主动脉狭部、相当于动脉导管开口处下缘可见漏斗状突出阴影，并见肺动脉早期显影。

(三)鉴别诊断

1.静脉哼鸣

静脉哼鸣是颈静脉回到锁骨下静脉的血液因流向急转而产生的连续性功能性杂音。多见于幼儿，转动头颈和呼吸可影响杂音的响度，压迫颈静脉和平卧时尚可使杂音消失。

2.肺动静脉瘘

常在整个一叶肺均能听到，并伴有发绀及杵状指(趾)。肺动脉造影可清楚显示瘘管部位。

3.室缺伴主动脉瓣关闭不全

杂音呈往返性而非连续性，部位较低，于胸骨左缘第 3～4 肋间最响。主动脉瓣区有较响的舒张期杂音，并向颈后传导。X 线示心脏增大，以左心室为主，但与肺野充血及肺动脉干突出不相称，主动脉结不大。逆行主动脉造影显示升主动脉显影的同时，左心室有造影剂逆流，右心室及肺动脉亦早期显影。

(四)治疗

1.内科治疗

加强营养，防治感染，控制心力衰竭。对于早产儿，可用前列腺素酶抑制剂关闭动脉导管。常用吲哚美辛，初剂 0.2 mg/kg，如出生不到 48 小时，第 2 剂、第 3 剂用 0.1 mg/kg，2～7 天用 0.2 mg/kg，超过 8 天用0.25 mg/kg，每 12 小时 1 次，共 3 剂。应防止出血倾向及坏死性小肠炎发生。急性肾衰竭及血胆红素>171 μmol/L者禁用。对于代偿性动脉导管未闭如法洛四联症、肺动脉瓣闭锁等需应用前列腺素以保持其开放。可用前列腺素 E_1、E_2，开始用 0.05～0.1 μg/(kg · min)，病情好转后减为 0.01～0.02 μg/(kg · min)，用药 24～48 小时。

2.自行闭合

动脉导管多在 1 岁以内关闭，1 岁以后自然关闭的可能性很小。

3.介入治疗

适用于单纯动脉导管未闭及动脉导管未闭结扎术后再通者。

4.外科治疗

婴幼儿患者，如有心力衰竭或进行性心脏扩大；早产儿有顽固性心力衰竭或伴有呼吸窘迫综合征，经内科治疗无效；合并肺动脉高压，仍以左向右分流为主者，均积极采用手术治疗。动脉导管未闭合并其他畸形，根据情况可同时矫治2种畸形。但代偿性动脉导管未闭，在根治术前不能闭合导管。严重肺动脉高压，以右向左分流为主时不宜手术。手术结扎或切断导管即可治愈。

（五）预后

未闭的动脉导管小者预后佳，粗大者预后差。本病两个最重要的阶段是婴儿期和30～40岁，婴儿成活者至45岁大约有42%死亡。构成死亡的常见并发症为心力衰竭、肺动脉高压、感染性动脉内膜炎和动脉瘤（瘤型导管）破裂。

四、肺动脉瓣狭窄

广义肺动脉狭窄包括肺动脉瓣膜、瓣环、肺动脉分支、周围肺动脉及右心室漏斗部狭窄。其中以肺动脉瓣狭窄最常见，占70%～80%，漏斗部狭窄较少，肺动脉主干狭窄更少。狭义的肺动脉狭窄是指单纯肺动脉瓣狭窄，占先天性心脏病的10%～20%，多为单发，亦可合并其他畸形。

（一）病理

肺动脉瓣的3个瓣缘互相融合，融合中央形成一个小孔，严重者瓣口直径仅1～2 mm。有的瓣叶畸形如双叶瓣畸形或肺动脉瓣发育不良、瓣叶增厚、瓣环偏小。右心室腔继发性向心性肥厚，心室腔偏小。肺动脉主干通常扩张，但扩张的程度与狭窄的严重性不成比例。

1.分型

（1）肺动脉狭窄按狭窄的范围分4型：①肺动脉瓣狭窄；②漏斗部狭窄；③肺动脉瓣和漏斗部狭窄；④肺动脉干、环、分支狭窄。

（2）肺动脉狭窄按狭窄部位分3型：①肺动脉瓣狭窄；②瓣上狭窄；③瓣下狭窄。

（3）肺动脉瓣狭窄按瓣叶数目分4型：①单叶瓣型；②双叶瓣型；③三叶瓣型；④四叶瓣型。

（4）肺动脉狭窄按狭窄的程度分3型：①轻度狭窄，右心室收缩压＜6.7 kPa（50 mmHg）；②中度狭窄，右心室收缩压＞6.7 kPa（50 mmHg），但尚未达左心室收缩压水平;③重度狭窄,右心室收缩压超过左心室收缩压。

2.合并畸形

肺动脉瓣狭窄常合并房缺、室缺。

3.病理生理

肺动脉瓣口面积较正常减少60%时出现血流动力学变化。由于肺动脉瓣狭窄,右心室排血受阻,使右心室压力增高,肺动脉压力降低,右心室和肺动脉间形成不同程度的收缩期压差。当房缺或卵圆孔未闭,在右心房压力显著升高超过左心房时,出现右向左分流,产生发绀。长期右心室压力负荷过重引起右心室肥厚,可使右心室腔缩小,随之继发流出道梗阻,进一步加重排血困难,促使右心室压力更加增高,最后发生右心衰竭。当血液从高压的右心室通过狭窄的瓣口进入压力骤减的肺动脉时,产生喷射性涡流,使肺动脉主干形成狭窄后扩张。

(二)诊断

1.临床表现

轻度狭窄可无症状。中度狭窄在2～3岁时无症状,但年长后劳动时易疲乏和气促。严重狭窄时中等强度的体力劳动亦出现呼吸困难。有时劳动时感胸痛和上腹痛,若有此症状预后不良,应早手术。患儿多无发绀,面颊和指端可能暗红。狭窄严重者,如卵圆孔处出现右向左分流,可有发绀、杵状指,但蹲踞现象少见。

体查:生长发育往往正常。心前区可较饱满,胸骨左缘可触及右心室的抬举性搏动,在胸骨左缘第2～3肋间可触及收缩期震颤。第一心音正常,可闻及收缩早期喀喇音,第二心音分裂,分裂程度与狭窄严重性成正比,肺动脉瓣第二心音减轻或听不到。肺动脉瓣区有响亮、粗糙的4/6级收缩期喷射性杂音,向左上胸、心前区、颈、腋下及背面传导。

常见并发症:①心力衰竭是肺动脉瓣狭窄的直接死亡原因;②缺氧发作,小婴儿重型肺动脉瓣狭窄常有发绀者易出现,可在无明显心力衰竭前致死;③感染性心内膜炎。

2.辅助检查

(1)心电图检查:轻度狭窄者,心电图在正常范围。中度狭窄者,电轴右偏90°～180°,右心室肥大呈收缩期负荷过重,V_1呈rsR、RS或Rs型,RV 15～10 mm。重度狭窄,电轴右偏120°～150°,V_1呈R或qR型,RV_1多在10～15 mm。极重度狭窄者,电轴右偏150°～180°,V_1及V_3R呈qR型,RV_1、V_3R>20 mm,心导联T波倒置,P波高尖。

(2)X线检查:轻度和中度狭窄患者心脏一般不大,重度狭窄患者心脏多有轻度增大。约1/3有右心房增大,常见于重度狭窄伴三尖瓣关闭不全者。心影呈二尖瓣型,肺动脉段凸出(狭窄后扩张)并升高是肺动脉狭窄的特征性改变。肺血少,肺野清晰,两肺门影不对称。

(3)超声心动图检查:胸骨旁大动脉短轴观显示肺动脉瓣增厚,反光强,收缩期呈弧形,运动受限。有时只能见到肺动脉瓣的一部分,有一个凹向内的弧度为其特征。肺动脉内径增宽。M型超声心动图显示肺动脉a凹加深>7 mm。彩超在肺动脉瓣狭窄口的远端及右肺动脉可记录到收缩期湍流频谱,在肺动脉内见到异常过瓣口散射的五色相间血流束。

(4)心导管检查及心血管造影:右心导管检查显示股动脉及各心腔血氧饱和度正常。肺动脉压正常或降低,右心室压增高,右心室与肺动脉收缩压差>2.7 kPa(20 mmHg)。从肺动脉到右心室拉管连续测压的压力曲线可区别狭窄的类型。①正常:右心室收缩压与肺动脉压持平,舒张压较肺动脉低。②肺动脉瓣狭窄:右心室收缩压明显高于肺动脉压。③漏斗部(圆锥部)狭窄:漏斗部收缩压与肺动脉相同,舒张压与右心室相同,右心室收缩压明显增高。④瓣膜与漏斗部联合狭窄:收缩压呈阶梯上升,漏斗部收缩压高于肺动脉而低于右心室。右心室显影后,于收缩期见融合的肺动脉瓣口呈鱼口状膨向肺总动脉腔内,亦可见到瓣膜增厚。含有造影剂的血液自狭窄瓣口喷出,称"喷射征",以此可测量瓣口狭窄程度。还可显示继发性漏斗部肥厚造成的右心室流出道阻塞、肺总动脉及左肺动脉窄后扩张。

(三)鉴别诊断

应与三尖瓣下移畸形、法洛四联症、特发性肺动脉干扩张鉴别。无症状的轻型肺动脉瓣狭窄应与房缺鉴别。

(四)治疗

1.内科治疗

右心室与肺动脉差<6.7 kPa(50 mmHg),或右心室收缩压<6.7 kPa(50 mmHg),临床无症状,心电图及X线显示右心室无明显变化,应定期随诊复查。有心力衰竭者,可用洋地黄类药物、利尿剂等常规治疗,并积极准备手术。

2.介入治疗

右心室压>6.7 kPa(50 mmHg),可行肺动脉瓣球囊扩张术(PBPV)。

3.手术治疗

心脏扩大,心电图显示右心室劳损或右心室压>9.3 kPa(70 mmHg)者行直视下肺动脉瓣切开术。

(五)预后

轻度肺动脉瓣狭窄,右心室与肺动脉差<6.7 kPa(50 mmHg),可正常生活。中度肺动脉瓣狭窄,任何年龄均可出现症状。重度肺动脉瓣狭窄在 20 岁左右丧失劳动力,出现发绀,随之心力衰竭。病情轻重与瓣口面积有关。少数病例存活超过 40 岁,偶达 60～70 岁者。手术效果良好。

五、法洛四联症

法洛四联症是一组先天性心血管复合畸形,包括肺动脉狭窄、室间隔缺损、主动脉骑跨及右心室肥厚 4 种病理变化。发病率在婴儿期约占先天性心脏病总数的3.5%,年长儿则增至 10%～12%,为最常见的发绀型先天性心脏病。

(一)病理

1.病理解剖

(1)右心室流出道梗阻:最主要的病变。梗阻可发生在右心室腔内、右心室漏斗部、肺动脉瓣膜、瓣环,肺动脉及其分支任何部位。漏斗部的狭窄几乎全有,根据右心室漏斗部狭窄发生的部位及程度可分为 6 型。①低位狭窄:最多见。多为局限性环形狭窄,在狭窄部位与肺动脉瓣之间形成“第三心室”。②中间位狭窄:狭窄仍呈环状,但圆锥间隔较低位狭窄为短,在狭窄部位与肺动脉瓣环之间仅有一小腔室。③高位狭窄:狭窄部位近肺动脉瓣处,无漏斗腔可见,肺动脉瓣仍正常。④广泛狭窄:右心室流出道包括肺动脉瓣在内明显发育不良,呈管状狭窄。⑤漏斗部缺如。⑥右心室内异常肌束:右心室中部肥大的异常肌束将右心室隔成高压与低压两个腔,常无肺动脉瓣环或肺动脉狭窄,此型也称法洛四联症右心室双腔心。

肺动脉瓣狭窄为瓣膜交界融合所致,多为二叶瓣畸形,或为隔膜样瓣叶,中间有针尖样小孔。成人瓣膜上常有钙化或赘生物存在。肺动脉瓣环内径婴幼儿<0.7 cm、儿童<1.3 cm、成人<1.6 cm 者均造成较严重的狭窄。少数病例肺动脉干及其分支也有狭窄,有的可合并一侧肺动脉缺如。极重者可合并肺动脉闭锁,其肺部血流全部由侧支供应,此时称假性动脉干。

(2)室间隔缺损:多为嵴下型缺损,少部分为干下型缺损。缺损通常较大,为 1.5～3.0 cm。

(3)主动脉骑跨:主动脉骑跨部分起源于右心室,但在二尖瓣前瓣与主动脉瓣之间有纤维连续。升主动脉较粗大,20%～30%患者主动脉弓右位。

(4)右心室肥厚：继发于肺动脉狭窄所致，常较严重，且年龄越大、肥厚越重。

2.分型

(1)无发绀型：右心室流出道梗阻较轻，心室水平由左向右分流，此型少见。

(2)典型四联症：右心室流出道梗阻较重，心室水平以右向左分流为主，临床多见。

(3)假型动脉干：有肺动脉闭锁，肺血来源于未闭动脉导管或侧支循环。

3.合并畸形

右位主动脉弓、肺静脉畸形引流、完全性心内膜垫缺损、冠状动脉畸形、主动脉瓣关闭不全、三尖瓣关闭不全等。

4.病理生理

右心室流出道梗阻[肺动脉和/或右心室漏斗部狭窄]和室缺是影响血流动力学的主要病变。如右心室流出道狭窄较轻，且伴有较大的室缺，左心室压力仍大于右心室，呈左向右分流，肺血偏多，临床可无发绀，而左心房、左心室可能扩大。右心室流出道狭窄较轻，室缺较小，左向右分流也少，心脏形态学上改变较小或接近正常。如右心室流出道狭窄严重时，右心室收缩压可超过左心室，右心室血通过大的室缺和骑跨的主动脉而进入左心室和主动脉，使体循环血氧饱和度下降，临床出现发绀，右心室肥厚。如此时室缺较小，右心室压超过左心室压，右心房也可肥大。主动脉接受左心室血的同时，接受部分右心室血，故逐渐增粗。婴儿早期，由于动脉导管开放，卵圆孔未闭，右心室流出道狭窄较轻，入肺的血液仍较多，所以发绀在 6 个月至 1 岁前常不出现，随着动脉导管和卵圆孔关闭、年龄增大使右心室流出道狭窄更明显，逐渐出现发绀。慢性低氧血症的存在，代偿性产生肺部侧支循环和红细胞增多症。红细胞增多，血红蛋白增加，血液黏滞度增加，易发生血栓，脱落后可致栓塞。

右心室肥厚和主动脉骑跨对血流动力学影响不占主要地位。典型法洛四联症由于有较大的室缺，右心室压常不会超过体循环压力，很少发生充血性心力衰竭。

(二)诊断

1.临床表现

(1)发绀：少数非发绀型四联症，在婴儿期由左向右分流者，临床上无发绀，易患心力衰竭及呼吸道感染，类似大型室缺。典型四联症出生时发绀多不明显，6 个月至 1 岁后发绀逐渐明显。婴儿期呈粉红色面容，或偶尔出现轻度发绀。随着生长发育，发绀逐渐加重。患儿皮肤可呈微暗的浅蓝色，巩膜呈灰色，状似结膜炎，舌呈深蓝色，咽部黏膜呈紫色。齿龈经常发炎，稍加按压即可出血。出牙可延迟。

(2)气促和缺氧发作：在喂养、啼哭、行走、活动后，气促加重。缺氧发作常在睡眠醒后、哭闹后、大便或喂奶后，感染及缺铁性贫血等可诱发。表现为突然起病，呼吸困难，烦躁不安，发绀加重，哭声微弱，意识丧失，抽搐甚至可发展成瘫痪。发作可持续数分钟或数小时，然后自然恢复，偶尔可致命。发作频繁时期多是出生后 6～18 个月，且与发绀程度无明显关系。发作原因是右心室流出道肌肉痉挛而使血流突然中止，出现肺动脉一时性闭塞，致使脑缺氧，产生晕厥、抽搐。

(3)蹲踞：有些婴儿常采取弓背位或胸膝位。较大儿童常不能长时间站立，整日喜静，或保持有利的蹲踞体位。蹲踞是四联症患儿活动后常见的症状，10 岁以后少见，在其他畸形中少见。蹲踞可使下腔静脉回心血量减少，提高动脉血氧饱和度；使外周血管阻力增加，减少右向左分流量，增加肺循环血流量，提高血氧含量。

(4)体征：生长发育迟缓，智能可稍落后于同龄儿。发绀、眼结膜充血，口腔黏膜呈紫色，釉质钙化不良。发绀出现数月至数年后可发生杵状指(趾)。脉搏、血压多正常。心前区略饱满，心脏冲动不明显。在胸骨左缘第 2～4 肋间以及心尖部可听到(3～5)/6 级收缩期喷射性杂音，有时伴有收缩期震颤。肺动脉瓣第二心音往往减弱或呈单一。少数无发绀者在剑突上或胸骨左缘 4～5 肋间出现室缺的全收缩期杂音。在肺动脉缺如者可在胸骨右缘闻及杂音。肺动脉闭锁者，由于侧支循环丰富，在胸骨左、右缘及背部可听到广泛的连续性血管杂音。

2.辅助检查

(1)心电图检查：电轴右偏($+90°\sim+180°$)。V_1 及 V_3R 导联 QRS 波形呈 Rs、RS、R、qR、qRs 或 rsR 型显示右心室肥大。少数伴有 ST-T 改变，T 波可直立或倒置。一般 V_5、V_6 导联 R 电压低，无 q 波出现。无发绀型四联症，V_5、V_6 导联则可出现 R 电压增高和 T 波直立。右心房肥大时 P 波高尖。

(2)X 线检查：典型四联症心影呈“靴形”，心尖圆钝上翘，心腰凹陷。心脏多无明显增大，或仅有轻度和中度增大，以右心房和右心室增大为主，而左心房、左心室多属正常。肺门影缩小，肺野血管纤细，主动脉结增宽。极重度四联症，肺野有较多侧支循环的网状影。

(3)超声心动图检查：存在特征性改变。胸骨旁左心室长轴观显示右心室流出道变窄，主动脉内径增宽并骑跨于室间隔上，前连续中断，后连续存在。胸骨旁大动脉短轴观显示大动脉关系正常，肺动脉内径变窄。心尖四腔观有两组房室瓣开放。

(4)心导管检查及心血管造影：右心导管检查股动脉血氧饱和度＜89%。导管从右心室直接插入主动脉，显示有主动脉骑跨。导管难以进入肺动脉，从肺动脉到右心室连续测压，显示右心室与肺动脉之间有明显压力阶差，可反映肺动脉狭窄及其类型。右心室显影见主、肺动脉同时显影，可显示右心室流出道变窄和肺动脉狭窄的部位、范围、程度及类型。大动脉关系正常，主动脉内径增宽，骑跨于室间隔之上。右心室显影后左心室相继显影，显示右向左分流。极重度四联症显示右心室流出道呈盲端，肺动脉通过主动脉显影后侧支循环或未闭的动脉导管相继显影，肺动脉可能有多处狭窄或发育不良。为了明确肺动脉干及其分支大小、侧支循环血管的来源和数目，往往需主动脉造影。

(5)其他：红细胞(5～8)×10^{12}/L，血红蛋白为170～220 g/L，红细胞比容60%～75%，若血红蛋白＜150 g/L，考虑有相对性贫血存在。血小板减少，凝血酶原时间延长。

(三)鉴别诊断

(1)肺动脉狭窄合并室缺及右心室发育不良：生后即有发绀，肺动脉瓣区有长而响亮的收缩期喷射性杂音，肺动脉瓣第二心音呈逆分裂。X线表现与四联症相似。心电图无右心室肥大表现。超声心动图显示右心室腔小、室间隔连续中断、肺动脉狭窄等有助于鉴别。

(2)与室缺、肺动脉狭窄、法洛五联症、法洛三联症、右心室双出口、永存动脉干等鉴别。

(四)治疗

1.内科治疗

(1)防血栓形成：注意液体摄入量，天热、呕吐、腹泻和高热时应预防脱水。

(2)预防感染：感染者及时给予抗生素治疗，防止感染性心内膜炎。

(3)防脑缺氧发作：限制每天活动量。普萘洛尔1 mg/(kg·d)口服，如无效可适当增量。伴小细胞低色素贫血时，若血红蛋白＜150 g/L，应给予铁剂，必要时可输血5 mL/kg。

(4)治疗脑缺氧发作：立即将其下肢屈曲，置膝胸卧位；吸氧；皮下注射吗啡每次0.1～0.2 mg/kg，静脉注射0.9%氯化钠每次20 mL/kg，监测血氧饱和度仍较低者，再静脉注射5%碳酸氢钠每次3～5 mL/kg，或发作未终止者静脉注射盐酸去氧肾上腺素(新福林)每次 0.05～0.1 mg/kg,并静脉维持,随症状好转逐渐减量至停药,或间羟胺 0.2 mg/kg,或甲氧明 0.2 mg/kg,亦可终止发作。如未终止,可用普萘洛尔 0.1 mg/kg 静脉注射以解除流出道痉挛。缺氧发作时禁用洋地黄类药物,以防梗阻加重。

2.外科治疗

婴儿时期出现严重症状,先姑息手术(锁骨下动脉-肺动脉吻合术或右心室流出道疏通术),3 岁时再行根治术。如一般情况好、3 岁以上、无双侧肺动脉严重发育不良或明显狭窄、左心室发育尚好(左心室舒张期末容积指数≥30 mm/m^2)者,可行直视根治术。

(五)预后

40%并发脑血管意外,14%发绀病例并发感染性心内膜炎,还可并发脑脓肿和出血倾向。法洛四联症平均死亡年龄 12 岁,严重病例多在 2 岁内死亡。个别患者可活到 60 岁以上。其预后取决于肺动脉瓣口梗阻的程度、侧支循环的数量以及右向左分流量。

第五节 心力衰竭

心力衰竭是由多种病因所致的综合征。正常心脏不断收缩和舒张以维持血液循环的动态平衡,由于某些因素破坏了这种平衡,同时心脏负荷过重,超越了心脏代偿功能时,出现体循环、肺循环瘀血,心排血量降低,则产生一系列临床症状和体征,称为心力衰竭。心力衰竭是儿科的急症之一,如不及时诊断和处理,可危及患儿的生命。

一、病因

引起心力衰竭的原因很多,分类如下。

(一)心源性

各种先天性心脏病及后天的风湿性心脏病、心肌炎、心肌病、心包炎及各种心律失常等。

(二)肺源性

重症肺炎、毛细支气管炎、喘息性支气管炎、哮喘、支气管扩张等。

(三)肾源性

急性肾小球肾炎、慢性肾小球肾炎与肾血管畸形等所致的高血压。

(四)其他

大量输血、输液、电解质紊乱、维生素 B_1 缺乏症、严重贫血、甲状腺功能亢进症、缺氧等皆可引起心力衰竭。

二、病理生理

(一)心肌收缩力减低

在心肌有病变、缺血、肥厚、炎症等时,使心肌收缩力减低,则心排血量减少。

(二)心前负荷过重

心前负荷过重又称容量负荷,是指心肌收缩前所承受的负荷,与心室开始收缩前的血容量有关。如房间隔缺损、动脉导管未闭等。

(三)心后负荷过重

心后负荷过重亦称压力负荷或阻力负荷,是指心室收缩时所遇到的阻力。如肺动脉瓣狭窄、主动脉缩窄、梗阻型心肌病、高血压、肺动脉高压等。

(四)心律失常

例如,心率加快如甲状腺功能亢进症;心率过慢、节律不齐等。

三、临床表现

由于发生心力衰竭的部位不同,临床表现亦有差别,为便于叙述,常分为左心衰竭、右心衰竭。临床上婴幼儿全心衰竭多见,年长儿可左心、右心单独发生,但左心衰竭终将导致右心衰竭。

(一)左心衰竭

以肺循环瘀血为主而产生肺水肿。

1.咳嗽

先干咳后有泡沫样痰,年长儿可有血痰。

2.呼吸困难

表现为呼吸急促、短而快,每分钟可达 60 次以上,平卧时加重,直抱或俯肩上则好转。年长儿可有端坐呼吸及心源性喘息。

3.青紫

青紫由肺水肿、氧交换量降低所致,有些先天性心脏病为右向左分流,属于中心性青紫。

4.体征

有哮鸣音，晚期可有各种湿啰音，以肺底明显。

5.其他

面色苍白、四肢发凉、血压下降等。

（二）右心衰竭

以体循环瘀血为主的表现。

1.肝大

短期内较前增大 1.5 cm 以上，边缘钝，常有触痛。

2.颈静脉怒张

婴幼儿颈短，皮下脂肪丰满，多不易见到，年长儿较易发现。

3.水肿

婴幼儿血管床容量大而分布均匀，皮下脂肪丰满，皮肤弹性好，常不易见到指凹性水肿。有时可见到面部、手背部、足背部水肿。婴幼儿以体重迅速增加、尿量减少作为水肿的指标。年长儿可有下肢及骶尾部水肿，重症可有胸腔积液、腹水及心包积液。

4.青紫

由血流淤滞于末梢，组织摄氧量增加，还原血红蛋白增加所致，属周围性青紫。唇、指、趾、鼻尖等处明显。

（三）心脏体征

心界大、心率快、奔马律、心音低钝及其他原发病的相应杂音或脉搏细弱、血压下降等。

（四）新生儿及小婴儿心力衰竭特点

起病急、病情重、进展快，左、右心同时衰竭。有烦躁不安、面色苍白、面色发灰或青紫、呻吟、拒乳、多汗、呼吸急促、喘息、心率快、奔马律及肝大等。

四、辅助检查

（一）胸部 X 线检查

心影扩大，搏动弱，肺纹理增多及肺瘀血。

（二）心电图检查

可提示心房、心室有肥大劳损、心律的变化等。

(三)超声心动图检查

可见心室及心房的扩大,心室收缩时间延长,射血分数降低,另外对心力衰竭的病因也有帮助。

五、诊断标准

(一)具备以下 4 项可考虑心力衰竭

(1)呼吸急促:婴儿>60 次/分,幼儿>50 次/分,儿童>40 次/分。

(2)心动过速:婴儿>180 次/分,幼儿>160 次/分,儿童>120 次/分。

(3)心扩大(体检,X 线或超声心动图)。

(4)烦躁、喂哺困难、体重增加、尿少、水肿、青紫、呛咳、阵发性呼吸困难(2 项以上)。

(二)确诊心力衰竭

具备以上 4 项加以下 1 项或具备以上 2 项加以下 2 项,即可确诊为心力衰竭。

(1)肝大:婴幼儿肋下≥3 cm,儿童>1 cm;进行性肝大或伴有触痛者更有意义。

(2)肺水肿。

(3)奔马律。

六、治疗

(一)一般治疗

1.休息

卧床休息可减轻心脏负担和减少心肌耗氧量,年长儿可取半卧位,小婴儿可抱起,使下肢下垂,减少静脉回流。

2.镇静

对烦躁和哭闹的患儿,可适当应用巴比妥类、氯丙嗪、地西泮等镇静剂。

3.吸氧

有气急和青紫者应给予吸氧,采用 40%～50%氧气湿化后经鼻导管或面罩吸入。

4.饮食

应限制盐量,一般每天饮食中的钠量应减至 0.5～1 g。给予容易消化及富含营养的食物,宜少量多餐。

5.限制液体入量

每天总液量不应超过 60 mL/kg,以 10%葡萄糖溶液为主,电解质入量应根据生理需要及血液电解质浓度而定。有酸中毒者,碱性药一般用常规计算量的一半。

(二)洋地黄类药物

洋地黄通过抑制心力衰竭心肌细胞膜 Na^{+}-K^{+}-ATP 酶的活性,使心肌细胞内钠水平增高,促进Na^{+}/Ca^{2+}交换,使细胞内 Ca^{2+} 水平增高,发挥正性肌力作用。洋地黄使心排血量增加,心室舒张末期压力下降,尿量增加,从而改善心排血量不足和静脉瘀血,同时副交感传入神经、Na^{+}-K^{+}-ATP 酶受抑制,使中枢神经下达的兴奋性减弱,使心率减慢。

1.剂型选择及用法

小儿时期以急性心力衰竭常见,应选用快速洋地黄类药物,使迅速洋地黄化。首选地高辛,急救用毛花苷 C(西地兰)静脉注射,但毒毛旋苷 K 更方便,适用于基层,用法简单,一次静脉注射即可达全效量。

用药的基本原则是首先达到洋地黄化量,然后根据病情需要继续用维持量。小儿心力衰竭大多急而重,故一般采用快速饱和量法,即首次给洋地黄化量的 1/2,余量分成 2 次,每隔 4～6 小时 1 次,多数患儿可于 8～12 小时内达到洋地黄化。通常从首次给药 24 小时后(或洋地黄化后 12 小时)给维持量,维持量为饱和量的 1/5～1/4。对轻度或慢性心力衰竭患儿,也可开始就采用地高辛每天维持量法,经 5～7 天以后缓慢洋地黄化。

2.心力衰竭获得基本控制的临床表现

(1)心率、呼吸减慢。

(2)肝脏缩小,边缘变锐。

(3)尿量增加,水肿消退或体重减轻。

(4)食欲、精神好转。

3.使用洋地黄的注意事项

(1)了解患儿在 2～3 周内洋地黄使用情况,所有剂型、用量及用法等,以防药物过量中毒。

(2)各种病因引起的心肌炎患儿对洋地黄耐受性差,一般按常规剂量减去 1/3,且饱和时间不宜过快。

(3)未成熟儿及＜2 周的新生儿,因肝肾功能发育尚未完全,洋地黄剂量应减小,可按婴儿量的1/3～1/2计算。

(4)Ca^{2+} 对洋地黄有协同作用,故在用药过程中不应与钙剂同时应用。

(5)低血钾可促使洋地黄中毒,应予注意。

4.洋地黄的毒性反应

(1)心律失常:心率过缓、节律不齐、传导阻滞、二联律等。

(2)胃肠道反应:恶心、呕吐及腹泻。

(3)神经系统症状:嗜睡、头晕、色视等。发现洋地黄中毒时应立即停用洋地黄类药物及利尿剂,同时补充钾盐,小剂量的钾盐能控制洋地黄引起的多种快速型心律失常。但肾功能不全及传导阻滞禁用静脉补钾。

(三)利尿剂

水、钠潴留为心力衰竭的一个重要病理生理改变,故合理应用利尿剂为治疗心力衰竭的一项重要措施。在应用一般治疗及洋地黄类药物后心力衰竭仍未控制时,或对严重水肿、急性肺水肿的病例,应在使用洋地黄类药物的同时兼用快速利尿剂如呋塞米或依他尼酸,其作用快而强,可排出较多的 Na^+,而 K^+ 的损失相对较少。

(四)血管扩张剂

其机制是扩张小动脉,使外周阻力下降,以减轻心脏后负荷,增加心排血量;同时扩张小静脉使回心血量减少,以减轻心脏的前负荷,从而达到改善心功能,治疗心力衰竭的目的。目前较常用的有酚妥拉明、哌唑嗪、硝普钠、卡托普利等,均有一定疗效。与正性心肌收缩力作用药物配伍如多巴胺、间羟胺等能提高疗效。目前认为血管扩张药物无正性心肌收缩力作用,所以单用血管扩张药物不能代替洋地黄类药物对心力衰竭的治疗。

(五)β受体激动剂

此类药物通过作用于β交感神经受体而产生强烈正性肌力作用,使心肌收缩力加强,心排血量增加。多用于紧急情况,尤其是心力衰竭伴有低血压时。常用药物有多巴胺,每分钟5～10 μg/kg。必要时剂量可适量增加,一般不超过每分钟 30 μg/kg。

(六)其他

能量合剂及极化液、激素、大剂量维生素 C 等,可改善心肌代谢,可作为辅助治疗。近年来应用辅酶 Q_{10} 治疗充血性心力衰竭有一定效果。

(七)病因治疗

心力衰竭为急症,首先是治疗,同时要查出发生心力衰竭的原因和诱因,如治疗肺炎、风湿热、心肌炎等。有些先天性心脏病心力衰竭好转后应做外科手术解除病因,否则难以避免心力衰竭的再发。

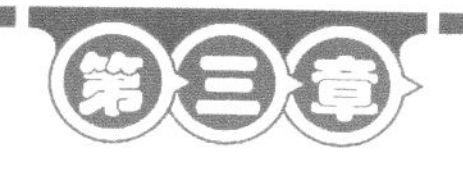

呼吸系统疾病

第一节　急性上呼吸道感染

急性上呼吸道感染简称上感，俗称“感冒”，是小儿最常见的疾病。急性上呼吸道感染是由各种病原体引起的上呼吸道炎症，主要侵犯鼻、咽、扁桃体及喉部。一年四季均可发病。若炎症局限在某一组织，即按该部炎症命名，如急性鼻炎、急性咽炎、急性扁桃体炎、急性喉炎等。急性上呼吸道感染主要用于上呼吸道局部感染定位不确切者。

一、病因

各种病毒和细菌均可引起，以病毒感染为主，可占原发性上呼吸道感染的90%以上，主要有鼻病毒、呼吸道合胞病毒、流感病毒、副流感病毒、腺病毒、单纯疱疹病毒、柯萨奇病毒、埃可病毒、冠状病毒、EB病毒等。少数可由细菌引起。由于病毒感染，上呼吸道黏膜失去抵抗力而继发细菌感染，最常见致病菌为A组溶血性链球菌、肺炎链球菌、流感嗜血杆菌、葡萄球菌等。近年来肺炎支原体亦不少见。

婴幼儿时期由于上呼吸道的解剖生理特点及免疫特点易患本病。营养障碍性疾病，如维生素D缺乏性佝偻病、锌或铁缺乏症，以及护理不当、过度疲劳、气候改变和不良环境因素等，给病毒、细菌的入侵营造了有利条件，则易致反复上呼吸道感染或使病程迁延。

二、临床表现

本病多发于冬春季节，潜伏期1～3天，起病多较急。由于年龄大小、体质强弱及病变部位的不同，病情的缓急、轻重程度也不同。年长儿症状较轻，而婴幼儿症状较重。

(一)一般类型上感

1.症状

(1)局部症状:流清鼻涕、鼻塞、打喷嚏,也可有流泪、微咳或咽部不适。患儿多于3～4天不治自愈。

(2)全身症状:发热、烦躁不安、头痛、全身不适、乏力等。部分患儿有食欲缺乏、呕吐、腹泻、腹痛等消化系统的症状。有些患儿病初可出现脐部附近阵发性疼痛,多为暂时性,无压痛。可能由发热引起反射性肠痉挛或蛔虫骚动所致。如腹痛持续存在,多为并发急性肠系膜淋巴结炎,应注意与急腹症鉴别。

婴幼儿起病急,以全身症状为主,局部症状较轻。多有发热,有时体温可达39～40 ℃,热程3天至1周,起病1～2天。由于突发高热可引起惊厥,但很少连续多次,退热后惊厥及其他神经症状消失,一般情况良好。

年长儿以局部症状为主,全身症状较轻,无热或轻度发热,自诉头痛、全身不适、乏力。极轻者仅鼻塞、流稀涕、打喷嚏、微咳、咽部不适等,多于3～4天自愈。

2.体征

检查可见咽部充血,咽后壁滤泡肿大,如感染蔓延至鼻咽部邻近器官,可见相应的体征,如扁桃体充血肿大,可有脓性分泌物,下颌淋巴结肿大,压痛。肺部听诊多数正常,少数呼吸音粗糙或闻及痰鸣音。肠病毒感染者可见不同形态的皮疹。

(二)两种特殊类型上感

1.疱疹性咽峡炎

由柯萨奇A组病毒引起,多发于夏秋季节,可散发或流行。临床表现为骤起高热,咽痛,流涎,有时呕吐、腹痛等。体查可见咽部充血,在咽腭弓、腭垂、软腭或扁桃体上可见数个至十数个2～4 mm大小灰白色的疱疹,周围有红晕,1～2天后疱疹破溃形成小溃疡。病程1周左右。

2.咽-结合膜热

由腺病毒3、7型引起,多发生于春夏季节,可在集体儿童机构中流行。以发热、咽炎和结膜炎为特征。临床表现为多呈高热、咽痛、眼部刺痛、结膜炎,有时伴有消化系统的症状。体查可见咽部充血、有白色点块状分泌物,周边无红晕,易于剥离,一侧或两侧滤泡性眼结膜炎,颈部、耳后淋巴结肿大。病程1～2周。

三、并发症

婴幼儿上呼吸道感染波及邻近器官,引起中耳炎、鼻窦炎、咽后壁脓肿、颈部淋巴结炎，或炎症向下蔓延，引起气管炎、支气管炎、肺炎等。年长儿若患A组溶血性链球菌性咽峡炎可引起急性肾小球肾炎、风湿热等。

四、实验室检查

病毒感染者白细胞计数在正常范围内或偏低，中性粒细胞减少，淋巴细胞计数相对增高。病毒分离、血清反应、免疫荧光、酶联免疫等方法，有利于病毒病原体的早期诊断。细菌感染者白细胞计数可增高，中性粒细胞增高，在使用抗生素前进行咽拭子培养可发现致病菌。链球菌引起者可于感染2～3周后血中抗链球菌溶血素滴度增高。

五、诊断和鉴别诊断

根据临床表现不难诊断，但应与以下疾病相鉴别。

（一）流行性感冒

由流感病毒、副流感病毒所致，有明显的流行病史。局部症状轻，全身症状重，常有发热、头痛、咽痛、四肢肌肉酸痛等，病程较长。

（二）急性传染病早期

上呼吸道感染常为急性传染病的前驱症状，如麻疹、流行性脑脊髓膜炎、脊髓灰质炎、猩红热、百日咳、伤寒等，应结合流行病史、临床表现及实验室资料等综合分析，并观察病情演变加以鉴别。

（三）急性阑尾炎

上呼吸道感染同时伴有腹痛应与急性阑尾炎鉴别，本病腹痛常先于发热，腹痛部位以右下腹为主，呈持续性，有肌紧张和固定压痛点，白细胞计数及中性粒细胞增高。

六、治疗

（一）一般治疗

（1）注意适当休息，多饮水，发热期间宜给流质或易消化食物。

（2）保持室内空气新鲜及适当的温度、湿度。

（3）加强护理，注意呼吸道隔离，预防并发症。

（二）抗感染治疗

1.抗病毒药物应用

病毒感染时不宜滥用抗生素。常用抗病毒药物有以下几种。

(1)利巴韦林(病毒唑):具有广谱抗病毒作用,10～15 mg/(kg·d),口服或静脉滴注,或2 mg含服,每2小时1次,6次/天,疗程为3～5天。

(2)双嘧达莫(潘生丁):有抑制RNA病毒及某些DNA病毒的作用,3～5 mg/(kg·d),疗程为3天。

(3)双黄连针剂:60 mg/(kg·d),加入5%或10%的葡萄糖溶液中静脉滴注,采用其口服液治疗也可取得良好的效果。

局部可用1%的利巴韦林滴鼻液,4次/天;病毒性结膜炎可用0.1%的阿昔洛韦滴眼,每1～2小时1次。

2.抗生素类药物

如果细菌性上呼吸道感染、病情较重、有继发细菌感染,或有并发症者可选用抗生素治疗,常用者有青霉素、复方新诺明和大环内酯类抗生素,疗程3～5天。如证实为溶血性链球菌感染或既往有风湿热、肾小球肾炎病史者,青霉素疗程应为10～14天。

(三)对症治疗

(1)退热:高热应积极采取降温措施,通常可用物理降温如冷敷、冷生理盐水灌肠、温湿敷或35%～50%的乙醇溶液擦浴等方法,或给予阿司匹林、对乙酰氨基酚、布洛芬制剂口服或20%的安乃近肌内注射或滴鼻、小儿退热栓(吲哚美辛栓)肛门塞入,均可取得较好的降温效果。非超高热最好不用糖皮质激素类药物治疗。

(2)高热惊厥者可给予镇静、止惊等处理。

(3)咽痛者可含服咽喉片。

(4)鼻塞者可在进食前或睡前用0.5%的麻黄素液滴鼻。用药前应先清除鼻腔分泌物,每次每侧鼻孔滴入1～2滴,可减轻鼻黏膜充血肿胀,使呼吸道通畅,便于呼吸和吮乳。

(四)中医疗法

常用中成药如银翘散、板蓝根冲剂、感冒退热冲剂、小柴胡冲剂、藿香正气散等。上呼吸道感染在中医称"伤风感冒",根据临床辨证分为风寒感冒和风热感冒,分别选用辛温解表方剂和辛凉解表方剂,疗效可靠。

七、预防

(1)加强锻炼,以增强机体抵抗力和防止病原体入侵。

(2)提倡母乳喂养,经常到户外活动,多晒阳光,防治营养不良及佝偻病。

(3)患者应尽量不与健康小儿接触,在呼吸道发病率高的季节,避免去人多拥挤的公共场所。

(4)避免发病诱因,注意卫生,保持居室空气新鲜,在气候变化时注意增减衣服,避免发生交叉感染。

(5)对反复呼吸道感染的小儿可用左旋咪唑每天 2.5 mg/kg,每周服 2 天,3 个月 1 个疗程。或用转移因子,每周注射 1 次,每次 4 U,连用 3~4 月。中药黄芪每天 6~9 g,连服 2~3 个月,对减少复发次数也有一定效果。

第二节 急性毛细支气管炎

急性毛细支气管炎是 2 岁以下婴幼儿特有的一种呼吸道感染性疾病,尤其以 6 个月内的婴儿最为多见,是此年龄最常见的一种严重的急性下呼吸道感染。以呼吸急促、三凹征和喘鸣为主要临床表现。主要为病毒感染,50%以上为上呼吸道合胞病毒引起,其他副流感病毒、腺病毒亦可引起,呼吸道合胞病毒是本病流行时唯一的病原。寒冷季节发病率较高,多为散发性,也可成为流行性。发病率男女相似,但男婴重症较多。早产儿、慢性肺疾病及先天性心脏病患儿为高危人群。

一、诊断

(一)临床表现

1.症状

(1)2 岁以内婴幼儿,急性发病。

(2)上呼吸道感染后 2~3 天出现持续性干咳和发作性喘憋,咳嗽和喘憋同时发生,症状轻重不等。

(3)无热、低热、中度发热,少见高热。

2.体征

(1)呼吸浅快,60~80 次/分,甚至 100 次/分以上;脉搏快而细,常达 160~200 次/分。

(2)鼻翼翕动明显,有三凹征;重症面色苍白或发绀。

(3)胸廓饱满呈桶状胸,叩诊过清音,听诊呼气相呼吸音延长,呼气性喘鸣。

毛细支气管梗阻严重时，呼吸音明显减低或消失，喘憋稍缓解时，可闻及弥漫性中、细湿啰音。

(4)因肺气肿的存在，肝脾被推向下方，肋缘下可触及，合并心力衰竭时肝脏可进行性增大。

(5)因不显性失水量增加和液体摄入量不足，部分患儿可出现脱水症状。

(二)辅助检查

1.胸部X线检查

可见不同程度的梗阻性肺气肿(肺野清晰，透亮度增加)，约1/3的患儿有肺纹理增粗及散在的小点片状实变影(肺不张或肺泡炎症)。

2.病原学检查

可取鼻咽部洗液做病毒分离检查，呼吸道病毒抗原的特异性快速诊断，呼吸道合胞病毒感染的血清学诊断，都可对临床诊断提供有力佐证。

二、鉴别诊断

患儿年龄偏小，在发病初期即出现明显的发作性喘憋，体检及X线检查在初期即出现明显肺气肿，故与其他急性肺炎较易区别。但本病还需与以下疾病鉴别。

(一)婴幼儿哮喘

婴儿的第一次感染性喘息发作，多数是毛细支气管炎。当喘憋严重时，毛细支气管接近于完全梗阻，呼吸音明显降低，此时湿啰音也不易听到，不应误认为是婴幼儿哮喘发作。如有反复多次喘息发作，亲属有变态反应史，则有婴幼儿哮喘的可能。婴幼儿哮喘一般不发热，表现为突发突止的喘憋，可闻及大量哮鸣音，对支气管扩张药及皮下注射小剂量肾上腺素效果明显。

(二)喘息性支气管炎

发病年龄多见于1～3岁幼儿，常继发于上感之后，多为低至中等度发热，肺部可闻及较多不固定的中等湿啰音、喘鸣音。病情多不重，呼吸困难、缺氧不明显。

(三)粟粒性肺结核

有时呈发作性喘憋，发绀明显，多无啰音。有结核接触史或家庭病史，结核中毒症状，PPD试验阳性，可与急性毛细支气管炎鉴别。

(四)可发生喘憋的其他疾病

如百日咳、充血性心力衰竭、心内膜弹力纤维增生症、吸入异物等。

(1)因肺脏过度充气,肝脏被推向下方,可在肋缘下触及,且患儿的心率与呼吸频率均较快,应与充血性心力衰竭鉴别。

(2)急性毛细支气管炎一般多以上呼吸道感染症状开始,此点可与充血性心力衰竭、心内膜弹力纤维增生症、吸入异物等鉴别。

(3)百日咳是由百日咳鲍特杆菌引起的急性呼吸道传染病,人群对百日咳普遍易感。目前我国百日咳疫苗为计划免疫接种,发病率明显下降。百日咳典型表现为阵发、痉挛性咳嗽,痉咳后伴1次深长吸气,发出特殊的高调鸡鸣样吸气性吼声,俗称“回勾”。咳嗽一般持续2～6周。发病早期白细胞计数增高,以淋巴细胞为主。采用鼻咽拭子法培养阳性率较高,第1周可达90%。百日咳发生喘憋时需与急性毛细支气管炎鉴别,典型的痉咳、鸡鸣样吸气性吼声、白细胞计数增高以淋巴细胞为主、细菌培养百日咳鲍特杆菌阳性可鉴别。

三、治疗

该病最危险的时期是咳嗽及呼吸困难发生后的48～72小时。主要死因是过长的呼吸暂停、严重的失代偿性呼吸性酸中毒、严重脱水。病死率为1%～3%。

(一)对症治疗

吸氧、补液、湿化气道、镇静、控制喘憋。

(二)抗生素

考虑有继发细菌感染时,应想到金黄色葡萄球菌、大肠埃希菌或其他院内感染病菌的可能。对继发细菌感染的重症患儿,应根据细菌培养结果选用敏感抗生素。

(三)并发症的治疗

及时发现和处理代谢性酸中毒、呼吸性酸中毒、心力衰竭及呼吸衰竭。并发心力衰竭时应及时采用快速洋地黄类药物,如毛花苷C。对疑似心力衰竭的患儿,也可及早试用洋地黄类药物观察病情变化。

(1)监测心电图、呼吸和血氧饱和度,通过监测及时发现低氧血症、呼吸暂停及呼吸衰竭。一般吸入氧气浓度在40%以上即可纠正大多数低氧血症。吸入氧气浓度在40%仍有发绀,对刺激反应减弱或消失,PCO_2升高,应考虑做辅助通气治疗。病情较重的小婴儿可有代谢性酸中毒,需做血气分析。约1/10的患儿有呼吸性酸中毒。

(2)毛细支气管炎患儿因缺氧、烦躁而导致呼吸、心跳增快,需特别注意观察肝脏有无在短期内进行性增大,从而判断有无心力衰竭的发生。婴儿和有先天性心脏病的患儿发生心力衰竭的机会较多。

(3)过度换气及液体摄入量不足的患儿要考虑脱水的可能。观察患儿哭时有无眼泪,皮肤及口唇黏膜是否干燥,皮肤弹性及尿量多少等,以判断脱水程度。

(四)抗病毒治疗

1.利巴韦林

常用剂量为每天10～15 mg/kg,分3～4次。利巴韦林是于1972年首次合成的核苷类广谱抗病毒药,最初的研究认为,它在体外有抗呼吸道合胞病毒作用,但进一步的试验却未能得到证实。目前美国儿科协会不再推荐常规应用这种药物,但强调对某些高危、病情严重患儿可以用利巴韦林治疗。

2.中药双黄连

北京儿童医院采用双盲随机对照方法的研究表明,双黄连雾化吸入治疗由呼吸道合胞病毒引起的下呼吸道感染是安全有效的方法。

(五)呼吸道合胞病毒特异治疗

1.静脉用呼吸道合胞病毒免疫球蛋白

在治疗呼吸道合胞病毒感染时,呼吸道合胞病毒免疫球蛋白有两种用法。①一次性静脉滴注呼吸道合胞病毒免疫球蛋白1 500 mg/kg。②吸入疗法,只在住院第1天给予呼吸道合胞病毒免疫球蛋白制剂吸入,共2次,每次50 mg/kg,约20分钟,间隔30～60分钟。两种用法均能有效改善临床症状,明显降低鼻咽分泌物中的病毒含量。

2.呼吸道合胞病毒单克隆抗体

用法为每月肌内注射1次,每次15 mg/kg,用于整个呼吸道合胞病毒感染季节,在呼吸道合胞病毒感染开始的季节提前应用效果更佳。

(六)支气管扩张药及肾上腺皮质激素

1.支气管扩张药

过去认为支气管扩张药对毛细支气管炎无效,目前多数学者认为,用β受体兴奋药治疗毛细支气管炎有一定的效果。综合多个研究表明,肾上腺素为支气管扩张药中的首选药。

2.肾上腺皮质激素

长期以来对糖皮质激素治疗急性毛细支气管炎的争议仍然存在，目前尚无定论。但有研究表明，糖皮质激素对毛细支气管炎的复发有一定的抑制作用。

四、疗效分析

（一）病程

一般为5～15天。恰当的治疗可缩短病程。

（二）病情加重

如果经过合理治疗病情无明显缓解，应考虑以下方面。

（1）有无并发症出现，如合并心力衰竭者病程可延长。

（2）有无先天性免疫缺陷或使用免疫抑制剂。

（3）小婴儿是否输液过多，加重喘憋症状。

五、预后

预后大多良好。患毛细支气管炎的患儿易于在病后半年内反复咳喘，随访2～7年有20%～50%发生哮喘。其危险因素为过敏体质、哮喘家族史、先天小气道等。

第三节　脓胸和脓气胸

脓胸指胸膜急性感染并胸膜腔内有脓液积聚。若同时有气体进入脓腔则形成脓气胸。脓胸多继发于肺部感染、邻近器官感染和败血症，少数为原发性。多见于2岁以下的小儿，年长儿也较常见。最常见的病原菌是葡萄球菌和大肠埃希菌，其他如肺炎球菌、链球菌也可引起；厌氧菌也为重要致病菌；偶可见结核分枝杆菌、阿米巴及真菌感染。

一、临床表现

（一）病史采集要点

1.起病情况

多数患者急性起病，持续高热不退，持久不愈，年长儿常诉胸痛。慢性脓胸者起病可较缓。

2.主要临床表现

除发热及胸痛表现外，大部分患儿呈轻度呼吸困难，少数患儿呼吸困难明显，可有发绀、鼻翼翕动甚至端坐呼吸。晚期则见苍白、出汗、消瘦、无力等慢性消耗病容。发生张力性气胸时，可突然出现呼吸急促、鼻翼翕动，发绀、烦躁、持续性咳嗽甚至休克。

3.既往病史

引起脓胸或脓气胸的疾病大致可分为两类：一类由胸膜腔周围的组织和器官炎症蔓延引起；另一类由血源性感染引起。因此要仔细询问患者有无这方面的病史。

(1)肺部感染病：如细菌感染性肺炎、肺脓肿、支气管扩张继发感染等。

(2)纵隔感染：如纵隔炎、食管炎、淋巴结破溃。

(3)膈下感染：如膈下脓肿、肝脓肿、腹膜炎等。

(4)胸壁的感染及创伤。

(二)体格检查要点

1.一般情况

急性起病者呈急性病容，面色灰白、精神萎靡，可见呼吸困难、发绀。晚期多见贫血、消瘦。病程长者可有营养不良及生长发育迟缓。

2.肺部体征

与积液多少有关。大量胸腔积液时患侧胸廓饱满，肋间隙增宽，呼吸运动减弱，气管和心脏向健侧移位，纵隔向健侧和心尖冲动移位。叩诊浊音或实音，语颤减低，呼吸音减低或完全消失。少量胸腔积液时仅叩诊浊音、呼吸音减低或无明显体征。继发于肺炎者可闻及干湿啰音。伴脓气胸时，胸上部叩诊为鼓音。脓胸病程超过2周以上可出现胸廓塌陷，肋间隙变窄，胸段脊柱凸向对侧或侧弯，这些畸形在感染完全控制后可逐渐恢复。

3.其他

可见杵状指(趾)。

(三)门诊资料分析

1.血常规

白细胞计数及中性粒细胞增多，可有核左移，严重者可见中毒颗粒。

2.血白细胞碱性磷酸酶和血清C反应蛋白

可升高。

3.X线检查

积液少者肋膈角消失或膈肌运动受限。有时胸腔下部积液处可见弧形阴影；积液较多则患侧呈一片致密阴影，肋间隙增宽，严重者可见纵隔和心脏移位。有脓气胸时可见液平面。包裹性脓胸可见较固定的圆形或卵圆形密度均匀阴影，不随体位移动。不同体位摄片或透视有助于判断胸膜积液量的多少、积液位置、有无包裹等。

（四）进一步检查项目

1.胸腔穿刺

抽出脓液为诊断重要依据。脓液性状与病原菌有关。金黄色葡萄球菌引起者常为黄绿色或黄褐色黏稠脓液；肺炎链球菌、链球菌引起者脓液稀薄呈淡黄色；大肠埃希菌引起者脓液为黄绿色，有腐败臭味；厌氧菌引起者脓液有恶臭。胸腔积液比重常高于1.018，蛋白质高于3.0 g，Rivalta试验阳性。

2.脓液培养和直接涂片

有助于病原学诊断。

3.超声波检查

可确定胸腔积液的有无、部位及多少、胸膜的厚度及有无气体存在。在超声引导下进行诊断性和治疗性穿刺可提高准确性。

4.CT检查

必要时也可作CT协助诊断。

二、诊断

（一）诊断要点

临床上有高热、胸痛、咳嗽、呼吸困难表现，体检胸廓饱满、肋间隙增宽，叩诊浊音或实音，X线、B超检查有胸腔积液等表现，结合诊断性穿刺结果可确诊。

（二）鉴别诊断要点

常需与以下疾病鉴别。

1.大范围肺萎缩

脓胸肋间隙扩张，气管向对侧偏移；而肺萎缩肋间隙缩窄，气管向患侧偏移，穿刺无脓液。

2.巨大肺大疱及肺脓肿

较难与本病鉴别。可根据穿刺减压后肺组织复张分布情况进行鉴别。脓胸肺组织集中压缩在肺门，而肺大疱则外围有肺组织张开，并出现呼吸音。

3.膈疝

小肠疝入胸腔时胸片见多发气液影，胃疝入胸腔时胸片见大液面易误认为脓气胸。

4.巨大膈下脓肿

胸腔可产生反应性积液，但肺组织无病变。穿刺放脓后无负压，或负压进气后X线摄片脓肿在膈下，B超检查可进一步鉴别。

5.结缔组织病并发胸膜炎

胸腔积液外观似渗出液或稀薄脓液，白细胞主要为多形核中性粒细胞。肾上腺皮质激素治疗后很快吸收有助于鉴别。

（三）临床类型

（1）根据起病急缓可分为急性或慢性脓胸。急性脓胸一般起病急骤，病程不超过6周。急性脓胸经过4～6周治疗脓腔未见消失，脓液稠厚并有大量沉积物，提示脓胸已进入慢性期。

（2）按病变累积的范围可分为全脓胸或局限性脓胸：全脓胸是指脓液占据整个胸膜腔，局限性脓胸是指脓液积存于肺与胸壁或横膈或纵隔之间，或肺叶与肺叶之间，也称包裹性脓胸。

（3）根据感染的病原体分为化脓菌、结核分枝杆菌、真菌及阿米巴脓胸。化脓菌引起的脓胸一般起病急，中毒症状明显，脓液培养可明确致病菌，一般以葡萄球菌多见。结核性脓胸：由结核分枝杆菌从原发复合征的淋巴结经淋巴管到达胸膜，或胸膜下的结核病灶蔓延至胸膜所致，常有胸痛、气急及结核中毒症状。真菌性脓胸：多由放线菌、白色念珠菌累及胸膜所致。阿米巴脓胸：多由于阿米巴肝脓肿破入胸腔所致。脓肿破入胸腔时可发生剧烈胸痛和呼吸困难，甚至发生胸膜休克。

三、治疗

（一）治疗原则

（1）尽可能在短时间内有效控制原发感染，迅速排出胸腔积脓、消除脓腔，促使肺复张，以减少并发症和后遗症。

（2）应加强支持疗法，改善全身状况。

（二）治疗计划

1.一般治疗

脓胸时蛋白渗出量大，且感染本身对机体损害较大，患儿可很快出现营养不良，抵抗力低下及贫血，故应注意休息，加强营养，如给高蛋白高热量饮食，补充多种维生素，必要时配合静脉高营养及肠道营养，需要时可输血、血浆、多种氨基酸或静脉用丙种球蛋白等。咳嗽剧烈者给予镇咳剂。呼吸困难者氧气吸入。

2.抗感染治疗

根据脓液细菌培养及药物敏感试验，适当选用两种有效的抗生素联合应用。细菌培养结果未知之前，可选用广谱抗生素。一般抗生素治疗应持续 3～4 周，体温正常后应再给药 2～3 周。疑有厌氧菌感染者可用甲硝唑治疗，疗程 4～6 周。待体温、白细胞计数正常，脓液吸收后再渐停药。结核分枝杆菌感染者应抗结核治疗，真菌感染者抗真菌治疗。

3.胸腔抽液

应及早反复进行，可每天或隔天 1 次。每次尽量将脓液抽尽，穿刺排脓后的次日，应行胸部透视，脓液增长较快的应每天 1 次将脓抽尽，或隔天 1 次，直到脓液消失为止。脓液黏稠可注入生理盐水冲洗，每次穿刺冲洗后可适当注入少量抗生素，一般常用青霉素 20×10^4 U 或庆大霉素 $(1\sim2)\times10^4$ U，加生理盐水 10～20 mL 稀释后注入。

4.胸膜腔闭式引流

(1)适应证：①患儿年龄小，中毒症状重。②脓液黏稠，反复穿刺排脓不畅或包裹性不易穿刺引流。③张力性脓气胸。④有支气管胸膜瘘或内科治疗 1 个月，临床症状未见好转或胸壁已并发较严重感染者。

(2)方法：①发生张力性气胸时，引流部位一般在锁骨中线外 2～3 肋间。在局麻下切开皮肤 1 cm，用套管针将引流管送入胸腔内 2～3 cm，套管针或导管外端连接水封瓶，导管在水中深度2 cm，使胸内气体只能单方向引流出体外。直至引流管不再排气，胸腔内积液很少，肺大部分复张膨起时可将引流管夹住，再观察 1～2 天无其他变化时即可拔管。②引流是为了排脓，引流部位应选择胸腔的偏下后方。患儿半仰卧位，患儿手术一侧的手臂上举，取腋中线右侧第 6 肋间，左侧第 7～8 肋间作引流，在局麻下切开皮层 1～2 cm，用止血钳穿通肌层放引流管入胸腔，引流管远端接水封瓶。直到脓液残留很少量或无时可于引流后 3～7 天拔管，拔管前可试夹管观察 1 天，若体温正常，症状无加重即可拔管。拔管后应立即封闭切口，以免气体进入胸腔，引流期宜每天或隔天用生理盐水冲洗脓腔并注入适当抗生素。

5.电视辅助胸腔镜

可分离包裹性脓胸使脓胸引流完全;也可清除肺表面的纤维素,直视下准确地放置引流管,达到促使肺复张和消灭脓腔的目的。

(三)治疗方案的选择

(1)急性脓胸应尽早选择敏感抗生素,积极排除脓液,渗出期内用大号针头胸穿抽脓或胸腔闭式引流治疗,脓胸进入到纤维脓性期,适用于胸腔镜处理。同时应加强支持疗法。

(2)慢性脓胸应改进原有脓腔的引流,根据情况选择开胸纤维板剥脱术、胸膜肺切除术或胸廓成形术等。

消化系统疾病

第一节　急性重症胰腺炎

重症急性胰腺炎(severe acute pancreatitis,SAP)是急性胰腺炎伴有脏器功能障碍,或出现坏死(占胰腺的30%以上)、脓肿或假性囊肿等局部并发症,或两者兼有。在儿童并不常见,大部分预后良好。SAP占急性胰腺炎的1%～5%,其病死率可高达50%,小儿SAP极为少见,但病情危重。

一、病因与发病机制

儿童急性胰腺炎的致病因素与成人不同,主要包括:①特发性是指原因不明的,占到30%左右;②腹部外伤,如车祸、虐待等,在美国腹部外伤占到了17%～34%;③胰胆管系统畸形,如先天性胰胆管发育异常、先天性奥狄括约肌发育异常、胰腺分裂、胆总管囊肿、胆总管结石病等;④并发于多系统疾病,如系统性红斑狼疮、克罗恩病等;⑤药物和中毒,如硫唑嘌呤、四环素、左旋门冬酰胺、丙戊酸钠、激素和免疫抑制剂等;⑥病毒感染,如腮腺炎病毒、风疹病毒、柯萨奇B病毒和人类免疫缺陷病毒等;⑦遗传因素和代谢异常,高钙血症、高脂血症等。感染引起的胰腺炎一般为轻型胰腺炎。

SAP的发病机制并未完全阐明,目前的共识是胰酶消化自身胰腺和消化周围组织所引起的化学性炎性反应而引发胰腺炎。胰蛋白酶和抗胰蛋白酶系统、磷脂酶A2和血栓素A2、胰腺血循环障碍、氧自由基、细胞膜的稳定性以及内毒素等,在急性胰腺炎的发病机制中起了重要作用。近年来认为炎症介质、肠道屏障的破坏和微循环障碍在SAP的进程中起着很重要的作用。①炎症介质:SAP时机体产生大量炎性细胞因子,同时对其失去正常控制,从而形成自身放大的连锁反应,产生更多的内源性有害物质,组织细胞功能广泛破坏,引起全身反应综合征,并最终导致多器官功能障碍综合征。参与全身炎症反应的炎症介质主要有细胞因子、血小板活化因子(PAF)、磷脂酶 A2、花生四烯酸代谢产物等。②肠道屏障的破坏:SAP 时,细胞因子和炎症介质使肠道黏膜通透性升高,肠道黏膜屏障破坏引起细菌移位;此外 SAP 时,广谱抗生素的使用破坏肠道菌群平衡,引起致病菌的生长,长期禁食和全胃肠外营养使肠道黏膜萎缩,细菌生长、移位。③微循环障碍:SAP 时,应激反应、血流动力学改变和炎症介质的作用使胰腺的血流灌注减少,引起微循环障碍,而微循环障碍导致的缺血缺氧和缺血再灌注损伤在 SAP 及胰外器官损伤中起重要作用。

二、病理及分型

急性胰腺炎可以分为轻型胰腺炎(即传统的急性水肿型胰腺炎,占绝大部分)和重型胰腺炎(即传统的急性出血坏死型胰腺炎),重型胰腺炎多累及心血管、呼吸、肾脏等系统。轻型胰腺炎胰腺局限或弥漫性水肿、充血肿大、炎性细胞浸润、包膜紧张。重型胰腺炎组织结构破坏显著,呈现高度充血水肿,大片出血坏死,炎性细胞大量浸润,胰周脂肪组织坏死而形成皂化斑,腹腔内渗出可有混浊恶臭液体,后期可继发感染、胰腺脓肿。

三、临床表现

儿童急性胰腺炎的症状和体征多种多样,多表现为腹痛伴有呕吐,腹部压痛和腹胀,腹痛可在 24～48 小时急剧加重。部分患儿可出现发热、心率加快、黄疸、低血压、腹肌紧张、反跳痛和肠鸣音减弱。在 SAP 患儿有时可看到脐部或腰部皮肤出现青紫块,前者称为 Cullen 征,后者称为 Grey Turner 征,由外溢的胰液穿透腹部、腰部肌肉,分解皮下脂肪,引起毛细血管出血所致。轻型胰腺炎临床过程平稳、死亡率低;重型者病情凶险、死亡率高,由于易并发全身炎症反应综合征、急性呼吸窘迫综合征、弥散性血管内凝血、消化道大量出血、全身或腹腔感染和多器官功能障碍综合征,因此病死率很高。

四、实验室及特殊检查

(一)淀粉酶

血清淀粉酶的测定对诊断急性胰腺炎有临床意义,但其高低与病情无明显相关性,血清淀粉酶水平较正常升高 3 倍以上就可考虑为胰腺炎。血清淀粉酶在起病 2～12 小时即升高,48 小时达到高峰,3～5 天逐渐恢复正常;尿淀粉酶在发病 12～24 小时升高,持续时间在 5 天以上。

（二）血脂肪酶

在发病4～8小时升高，24小时达到高峰，8～14天降至正常，较淀粉酶升高的持续时间长，这对诊断有重要的临床意义，尤其对血清淀粉酶恢复正常的患儿具有较高的诊断价值。

（三）腹部B超

在发病初期24～48小时行B超检查，可以初步判断胰腺的形态学变化，同时有助于判断有无胆道疾病。但是由于受到胰腺炎时胃肠道积气的影响，有时超声检查不能对胰腺炎作出准确判断。

（四）CT检查

CT扫描及增强CT扫描是目前急性胰腺炎诊断、分期、严重度分级及并发症诊断最准确的影像学方法。CT影像上胰腺炎性反应的严重程度分为A～E级。A级，影像学为正常胰腺（0分）；B级，胰腺实质改变，包括胰腺局部或弥散性增大，胰腺内小范围的积液（侧支胰管或直径＜3 cm的胰腺坏死所致）；C级，胰腺实质及周围的炎性反应改变，除B级所述胰腺实质的变化外，胰腺周围软组织也有炎性反应改变；D级，胰腺外的炎性反应改变，以胰腺周围改变为突出表现而不是单纯的液体积聚；E级，广泛的胰腺外积液或脓肿，包括胰腺内显著的积液、坏死，胰腺周围的积液和脂肪坏死，胰腺脓肿。将CT检查严重程度的得分称为CT严重指数，其与预后密切相关。

五、并发症

（一）急性液体积聚

常发生于疾病早期，为胰腺内或胰周无囊壁包裹的液体积聚，多能自行吸收，少数发展为胰腺假性囊肿或胰腺脓肿。

（二）胰腺及胰周组织坏死

胰腺及胰周组织坏死是指胰腺的局灶性或弥漫性坏死，伴胰周组织脂肪坏死。目前增强CT是判断胰腺坏死的最佳方法。

（三）胰腺假性囊肿

为胰腺炎后形成的有纤维组织或肉芽囊壁包裹的液体积聚，多数经影像学检查确定。

（四）胰腺脓肿

多数情况下由局灶性坏死液化继发感染而形成，常发生于SAP的后期。有脓液存在，细菌或真菌培养阳性是区别于感染性坏死的特点。

六、诊断与鉴别诊断

诊断急性胰腺炎一般需符合以下3条中的2条：①具有急性胰腺炎特征性腹痛；②血淀粉酶和/或脂肪酶升高至正常值上限的3倍以上；③具有急性胰腺炎特征性的CT表现。

七、治疗

目前小儿SAP的治疗也强调以非手术为主的综合治疗原则，主要包括支持治疗，加强监护，镇痛解痉，胰腺休息，防治感染，营养支持，中药治疗。近年来持续血液净化也被应用于SAP的治疗中。

(一)支持治疗

支持治疗尤其是防止低氧血症和保证充分补液，是治疗的关键。推荐在第一个24～48小时给予氧疗，尤其是应用麻醉剂镇痛者。低血容量可累及胰腺微循环，是重症(坏死性)胰腺炎发生的主要原因，且可引起肠缺血，导致肠道通透性增加，是继发胰腺感染的重要原因。有大量实验证据显示早期的积极补液和改善氧供可提高生存率。临床上液体补充是否充分可通过监测生命体征、尿量和中心静脉压来判断，并根据血气结果，调整和补充K^+、Ca^{2+}以及纠正酸碱失衡，应注意输注胶体物质和补充微量元素、维生素。同时，对急性胰腺炎患儿应加强监护，出现器官功能不全特别是持续性低氧血症、静脉输液无效的低血容量和肾功能不全者应立即转诊ICU。在发病早期，观察的重点应放在循环系统，防止和纠正休克；同时注意监测血氧饱和度，保持呼吸道的通畅；监测肾功能，每天复查肌酐和尿素氮，观察尿量和尿比重变化；密切观察腹部体征的变化，对大量血性腹水可考虑腹腔穿刺灌洗。病情稳定后，若腹部及其他体征和症状再次加重，应考虑感染的可能，复查血常规和腹部CT或B超，必要时做腹腔穿刺、抽液培养。

(二)胰腺休息

禁食、胃肠减压可缓解腹胀、呕吐，更重要的是减少胃液、胃酸对胰酶分泌的刺激，从而减少胰酶和胰液的分泌，使胰腺得到休息。此外可使用药物来抑制胰腺的分泌，常用的药物有：①抗胆碱能药物，如阿托品、山莨菪碱；②抑制胃酶药物，如雷尼替丁、法莫替丁、奥美拉唑等可减低胃酸的分泌，并有抑制胰酶的作用；③抑制胰蛋白酶活性药物，如抑肽酶、加贝醋等。近年来，生长抑素(奥曲肽、施他宁)已较广泛应用于SAP的治疗。乌司他丁作为一种广谱的胰酶抑制剂和膜稳定剂,也已广泛用于临床治疗该病。疼痛剧烈时考虑镇痛治疗,包括每2~4小时予哌替啶1 mg/kg和吗啡0.1 mg/kg,吗啡的止痛持续时间较长。

(三)抗生素的使用

临床研究显示:40%~70%的SAP有继发感染,且死亡病例中80%与感染有关。此外,SAP还可并发腹腔脓肿、呼吸道和泌尿道感染及败血症。因此,SAP患者及时、合理抗感染对改善预后极为重要。抗生素的应用应遵循:抗菌谱为革兰阴性菌和厌氧菌为主、脂溶性强、有效通过血-脑屏障等三大原则。第三代头孢菌素、哌拉西林、亚胺培南、喹诺酮类抗生素(环丙沙星、氧氟沙星)对SAP的抗感染均有较好疗效;碳青霉烯类抗生素在治疗SAP方面优于喹诺酮类;而甲硝唑类对厌氧菌有效,且脂溶性大,可与上述两种抗生素合用,是目前公认的辅助性抗炎药。CT或B超引导下行胰腺细针抽吸作细菌培养,可为抗生素的选择提供新的依据。

(四)血液净化

血液透析/滤过治疗可直接清除血浆中的胰酶等,通过一定孔径的滤膜选择性地清除血浆中小于滤膜孔径的炎症介质和细胞因子,从而降低全身炎症反应强度和胰腺损害,使病情得到控制和好转,是目前早期清除SAP患者血浆中炎症介质和细胞因子最有效的方法。而且它能排出体内过多的水分,减轻组织间质水肿,改善组织的氧利用,清除代谢产物,纠正水、电解质、酸碱失衡,维持内环境稳定,为营养与支持创造条件,改善心、肺、肾、肝脏等器官的功能。姜坤等分析了自1990—2006年有关SAP治疗的文献,结果显示早期血液滤过治疗SAP有明显疗效,不仅降低了总体病死率,提高了总体治愈率,而且有效地缩短了患者住院时间,降低了治疗后中转手术治疗率。血液滤过能更快地改善SAP发病后腹痛、腹胀的局部症状而缓解病情。此外,SAP早期死亡的主要原因为并发多器官功能衰竭,而晚期死亡的主要原因为并发感染,早期血液滤过治疗明显降低了多器官功能衰竭和感染的发生率。但目前在血液净化治疗SAP领域尚有不少问题有待解决,如治疗机制、治疗指征、时机和剂量的合理选择等。

(五)营养支持

急性胰腺炎患者处于高度应激状态,分解代谢亢进,多呈负氮平衡,从而对并发症的易感性增强。营养治疗的目的是要在不刺激胰腺分泌和不加剧胰腺自身消化的基础上,满足新陈代谢的需要,提高机体对多因素刺激的耐受性。对于轻、中型的急性胰腺炎，一般在病程的4天内即能进食，不需要空肠营养或静脉营养。对于SAP，根据病情发展和转归，分阶段选择营养途径及方式。在疾病早期，肠外营养是SAP早期较为理想的营养支持方式，目前认为，急性胰腺炎患者应用含脂肪乳剂的肠外营养是安全、有效的，但在静脉营养使用过程中需监测甘油三酯水平。长期肠外营养及禁食状态会导致肠道黏膜萎缩，肠道通透性增加，肠道细菌和内毒素移位，触发多器官功能障碍综合征的发生，并导致胰腺二次感染，甚至胰腺坏死。因此在经过动态CT扫描等检查明确胰腺坏死灶局限、炎症减轻、渗出消退、无继发感染、胃肠功能恢复、全身状况稳定的条件下应尽早开始肠内营养。肠内营养有3种给予途径：①经鼻空肠置管；②经皮内镜空肠造瘘；③术中空肠造瘘。经鼻空肠置管因其无创性应用较广泛，但在小年龄儿童，经鼻空肠置管较困难。肠内营养的实施宜从小剂量开始，循序渐进，根据患者的代谢情况，调整肠内营养的剂量，最好应用输液泵控制连续滴注，病情稳定后可过渡到口服饮食。

(六)中药治疗

中药可通过清洁肠道、促进肠道动力恢复、维护肠道黏膜屏障和保护胰腺、抑制胰酶活性、减少炎性细胞因子的释放、抗氧化和清除自由基及改善微循环障碍来延缓病情恶化并促进疾病的恢复。对不需胃肠减压的患者除实行“禁食不禁中药”的原则外，对必须进行胃肠减压的患者，可以定时从胃管鼻饲中药，将胃肠减压与鼻饲中药结合起来。常用中成药复方清胰汤加减，酌情每天3～6次，注入后夹管2小时；单用生大黄15 g沸水化开、滤渣，胃管内灌注，每天2次；芒硝腹部外敷，每次500 g，1周左右更换。

(七)手术治疗

急性胰腺炎患者仅少数需要手术，要严格掌握手术的指征和时机。在疾病早期，若存在以下情况可考虑手术治疗：①有顽固性呼吸和心血管功能障碍，非手术治疗不能缓解者；②不能控制的胰腺出血；③积极非手术治疗，症状和体征不缓解并加重，且B超或CT显示胰外浸润扩大；④合并胃肠穿孔者；⑤诊断不明，不能排除其他外科急腹症者。胆总管嵌顿结石宜在病情稳定后施行内镜逆行胰腺(导管)插管术切开乳头取石。在疾病后期，胰腺和胰周坏死组织感染或脓肿形成是手术治疗的绝对指征；其他如假性囊肿巨大有压迫症状或引起消化道梗阻、进行性胀大有破裂倾向等也是手术指征。

第二节 急性坏死性肠炎

急性坏死性肠炎是以小肠为主的急性炎症,因常有广泛性出血,又称急性出血性肠炎。临床上发病突然,以腹痛、腹泻、便血、呕吐、发热、迅速出现感染性休克为特征,如不及时抢救,易致死亡。本病多见于3～9岁小儿,以农村小儿常见。全年均可发病,夏秋季节较多见,呈散发性发病,亦可在同一季节和地区发生多例。新生儿期发病称新生儿坏死性小肠结肠炎。

一、病因

病因尚未完全明确,有人认为是由C型产气荚膜梭菌及其所产生的β肠毒素(可致组织坏死)所引起。此菌可产生耐热芽孢,在污染的食物中繁殖并产生肠毒素,摄入后可致病。蛋白质营养不良者,蛋白酶(特别是胰蛋白酶)分泌减少,长期食用含有蛋白酶抑制物的食物(如花生、大豆、蚕豆、甘薯或桑葚等)可使胰蛋白酶活性降低;肠道蛔虫能分泌胰蛋白酶抑制物,可能是本病的一个诱发因素。这些因素使胰蛋白酶破坏肠毒素能力减弱,更易于发病。新生儿坏死性小肠结肠炎则与产气荚膜梭菌、大肠埃希菌、表皮葡萄球菌和轮状病毒感染有关,多见于有窒息史的早产儿。红细胞增多症、高渗牛乳、喂食过多过快也与发病有关。

二、病理

从食管到结肠均可受累,但多见于空肠和回肠。病变呈散在灶性或节段性,可发生在一段或两段以上,长度从数厘米甚至全部小肠。受累肠管扩张,呈暗红色或紫红色,与正常肠段分界清楚,肠管多积气,有血性内容物,肠襞增厚,较硬,黏膜皱襞肿胀,黏膜表面有散在的坏死灶,脱落后形成浅表溃疡。可有肠壁囊样积气,肠腔内有脓性或血性渗出液。镜下见充血、水肿、出血、坏死、小动脉壁纤维素样坏死、血流停滞、血栓形成和炎症细胞浸润。肌层平滑肌变性、断裂,肌间神经节细胞蜕变甚至消失。浆膜层可有纤维素性渗出。多数病例仅累及黏膜和黏膜下层,病变轻者可只充血、水肿和小灶性坏死出血,严重者可达肌层和浆膜层,引起肠壁全层坏死,甚至发生肠穿孔及腹膜炎。病变恢复后,不遗留慢性病变,但由于腹腔内的纤维素性渗出,可发生腹腔内粘连。

三、临床表现

起病急骤，主要表现为腹痛、呕吐、腹胀、腹泻、便血和毒血症等。病情轻重不一，严重者常出现中毒性休克。常以腹痛开始，逐渐加重，呈持续性钝痛伴不同程度阵发性加剧，早期以上腹部及脐周疼痛明显，后期常涉及个腹，早期腹痛部位常与病变部位和范围相符、发病不久即开始腹泻，便血，次数不一，每天2～3次至数十次。初为黄色稀便，少量黏液，无脓，无里急后重。以后排血便，呈暗红色糊状，或呈赤豆汤样血水便，有时可见灰白色坏死物质，有特殊腥臭味，血量多少不一。腹痛同时伴有恶心、呕吐，开始吐出胃内容物及黄绿色胆汁，以后可呈咖啡样物或吐小蛔虫。由于大量的液体和血液渗入肠腔和腹腔，即使在肠梗阻时无粪便排出，也可导致脱水、血容量减少、电解质紊乱和酸中毒等。发病早期即有不同程度毒血症症状，如寒战、高热、疲倦，嗜睡、面色发灰，食欲缺乏等。重者病情发展迅速，常于起病后1～3天病情突然恶化，出现严重中毒症状和休克。可伴发弥散性血管内凝血和败血症，少数病例可在血便出现前即发生中毒性休克。

早期或轻症患儿腹部体征表现为腹部稍胀、柔软，可有轻度压痛，但无固定压痛点，以后腹胀加重，可出现固定压痛，早期由炎症刺激引起肠痉挛，肠鸣音亢进。晚期肠壁肌层坏死出血，肠管运动功能障碍引起肠麻痹、肠鸣音逐渐减弱或消失，以后者多见，当肠管坏死累及浆膜或肠穿孔时，出现局限性或弥漫性腹膜炎症状，如明显腹胀、腹肌紧张、压痛和反跳痛等。有肠穿孔者肝浊音界消失。但休克病儿反应迟钝，虽有腹膜炎而腹肌紧张和压痛可不明显，应仔细观察。

婴幼儿症状多不典型，易误诊。病初烦躁、呕吐、腹胀、蛋花样腹泻，伴有明显中毒症状，并易发生广泛性肠坏死、腹膜炎和中毒性休克。

新生儿坏死性小肠结肠炎特点：发病多在出生后2周内，以2～10天为高峰；临床以腹胀、呕吐、腹泻、血便为主；呕吐物带胆汁或为咖啡色，粪便每天数次或10余次，稀薄或带血，隐血试验阳性；重者腹胀显著，可看到肠形，可发生肠穿孔和腹膜炎，并常见精神萎靡、体温不稳定、面色苍白或青紫、黄疸。休克、代谢性酸中毒、DIC等感染中毒表现，可出现呼吸暂停。

本病一般病程7～14天，若能及时诊治，治愈后可恢复正常。危重者起病急、发展快，迅速出现中毒性休克，应密切观察，及时抢救。

四、实验室检查

(一)血象

白细胞计数增多，中性粒细胞增多，核左移，可见中毒性颗粒。血小板常减少，可有失血性贫血，重症更明显。血培养可有非特异性细菌生长，如葡萄球菌、肠球菌、产碱杆菌等。

(二)大便

大便隐血试验强阳性。镜检有大量红细胞和少量白细胞。革兰染色可见较多阳性粗短杆菌、厌氧菌培养多数分离出产气荚膜梭菌。偶尔还可培养出大肠埃希菌、志贺菌、沙门菌、铜绿假单胞菌等。大便胰蛋白酶活性显著降低。

五、X 射线检查

常见动力性肠梗阻征象，可见小肠呈局限性扩张充气，肠间隙增宽，黏膜皱襞变粗。或见病变肠管僵直，间或有张力的胀气肠襻，部分病例出现机械性肠梗阻表现，直立位有散在短小液平，结肠呈无气状态，亦有呈麻痹型胀气表现者。有时可见到由大段肠管坏死所造成的一堆致密影、有些病例可见肠壁积气，尤以新生儿和小婴儿多见。肠穿孔后可出现气腹。一般忌做钡餐或钡剂灌肠检查，以免肠穿孔；因本病易发生休克，检查时应避免过多搬动，一般采取仰卧位，可以侧卧位水平投照代替直立位。

六、诊断

无特殊诊断方法，主要依靠病史、典型临床表现和 X 射线检查。若起病急，突发腹痛、腹泻。便血、呕吐及有中毒症状者应考虑本病。结合血、粪便化验检查和 X 线特征性改变即可诊断。对不典型的病例，应严密观察病情变化以明确诊断。并应注意和中毒型细菌性痢疾，腹型变应性紫癜及急性肠套叠相鉴别。中毒性细菌性痢疾早期可出现高热、惊厥甚至休克，腹痛多不重，腹胀较轻，有里急后重，大便为脓血便，血量不多，主要是黏液和脓液，且常在中毒症状之后出现；腹型变应性紫癜虽有腹痛和血便，但无发热和全身中毒症状，血便无特殊腐败的腥臭味；肠套叠常见于婴儿，右侧腹部或脐上多能触及腊肠样肿块，腹部 X 线检查提示肠梗阻征象，一般无发热和感染中毒症状。

新生儿坏死性小肠结肠炎的诊断常根据病史特点，诱发因素、临床表现和 X 线检查等，不难诊断。

七、治疗

本病轻重不一，病情变化快，应采取综合治疗措施。原则是抢救休克，改善中毒症状，控制感染，增强机体抵抗力，减轻消化道负担，并促进其正常功能恢复。

（一）禁食

禁食为重要的治疗措施。疑诊本病即应禁食，确诊后继续禁食。以利胃肠休息，待大便隐血试验阴性，腹胀好转和腹痛减轻后，逐渐恢复饮食，以流质、半流质、少渣饮食逐渐恢复到正常饮食；恢复饮食宜慎重，过早过急可使病情恶化或延长病程，但也不宜过晚，以免营养不足，不利于疾病的恢复。在腹胀和便血期间同时应采取胃肠减压。

（二）维持水和电解质平衡及补充营养

由于吐泻、进食少，易发生脱水、酸中毒和电解质紊乱，故要及时纠正。因禁食时间较长，应精确计算液体出入量及能量需要，可少量多次输血，必要时给予肠道外静脉营养。

（三）抗休克

本病易发生休克，是死亡的主要原因，早期发现和及时处理是治疗的重要环节。休克多属失血和中毒的混合型。应迅速补充血容量，改善微循环，包括补液、右旋糖酐-40。应用调整血管紧张度的药物如异丙肾上腺素、多巴胺等，必要时输血和血浆。肾上腺皮质激素可减轻中毒症状，抑制变态反应，但使用过久（超过 1 周）可促进肠坏死，有发生肠穿孔的危险，并可掩盖症状的出现，在中毒性休克时可早期短程使用，一般不超过 3 天。

中毒性休克患儿肠管病变多严重而广泛，经抢救效果不明显或不稳定者多主张早期手术，以减少产生毒素的来源。

（四）抗生素

控制肠内细菌感染对于减轻肠道损害和休克是有利的。选用对肠道细菌有效的抗生素如氨苄西林、卡那霉素或头孢菌素类等静脉滴注。

（五）胰蛋白酶

每次 0.1 mg/kg，每天 3 次，以破坏产气荚膜梭菌的毒素。

（六）对症治疗

腹痛剧烈而腹胀不明显时，可肌内注射山莨菪碱，按每次 0.3～0.5 mg/kg，每天 2～3 次，腹胀严重者应早做胃肠减压。出血者可静脉滴注维生素 C，或服云南白药每次 0.3～0.9 g，每天 3 次，高热可用物理降温或解热药物。

（七）手术治疗

如果肠梗阻症状明显，疑有腹膜炎、肠穿孔、肠坏死者，应考虑行手术治疗。

第三节 肠痉挛

肠痉挛是由肠壁平滑肌阵阵强烈收缩而引起的阵发性腹痛，是小儿急性功能性腹痛中最常见的情况。以小婴儿最多见，学龄前及学龄儿童亦可遇到。特点是发作突然，发作间歇时缺乏异常体征。外科急腹症所致的腹痛，不属本病范畴。

一、诊断

（一）病史

原因尚不完全明了，现在比较公认的是部分患儿对牛乳过敏。诱因较多，如上呼吸道感染、局部受凉、暴食、大量冷食、食物中糖量过多，引致肠内积气、消化不良以及肠寄生虫毒素的刺激等。

（二）临床表现

肠痉挛的临床特点是平素健康小儿突然发作阵发性腹痛，有时从睡眠中突然哭醒，有些患儿过去有同样发作史。每次发作持续时间多不长，从数分钟至数十分钟，时痛时止，多反复发作数十分钟至数小时而自愈，个别患儿可延至数天。腹痛轻重不等，严重者哭闹不止、翻滚、出汗，重者面色苍白、手中发凉。不发作时能步行就诊，但如果继发于上呼吸道感染时，可有发热等原发病表现。典型病例痉挛多发生在小肠，腹痛部位以脐周为主，如果痉挛发生在远端大肠则疼痛位于左下腹，发生在胃部则疼痛以上腹部为主，常伴呕吐，吐出食物后精神好转。多数患儿偶发1～2次后自愈，亦有不少患儿时愈时发，甚至迁延数年，绝大多数患儿随年龄增长而自愈。

(三)辅助检查

有关实验室检查正常。

二、治疗

(一)一般治疗

消除诱因,注意饮食。

(二)对症治疗

以解痉止痛为主。复方颠茄片,>5岁半片,按情酌定;山莨菪碱片剂和注射剂,每次0.1~0.2 mg/kg。

泌尿系统疾病

第一节　过敏性紫癜性肾炎

过敏性紫癜是一种以皮肤紫癜、出血性胃肠炎、关节炎及肾脏损害为特征的综合征，基本病变是全身弥漫性坏死性小血管炎。伴肾脏损害者称为过敏性紫癜性肾炎。本病好发于儿童，据国内儿科报告，过敏性紫癜性肾炎占儿科住院泌尿系统疾病的 8%，仅次于急性肾小球肾炎和原发性肾病综合征而居第三位。男女均可发病，男女比例约为 1.6∶1。发病年龄(9±2.8)岁，90%以上患儿发病年龄在 5～13 岁。四季均有发病，9 月至次年 3 月为发病高峰季节，发病率占全年发病的 80%以上。农村患儿和城市患儿发病率无差别。

一、病因与发病机制

(一)病因

(1)感染：过敏性紫癜发生多继发于上呼吸道感染。

(2)疫苗接种：某些疫苗接种如流感疫苗、乙肝疫苗、狂犬疫苗、流脑疫苗、白喉疫苗、麻疹疫苗也可能诱发过敏性紫癜，但尚需可靠研究证据证实。

(3)食物和药物因素：有个案报道某些药物的使用也能触发过敏性紫癜发病。目前尚无明确证据证明食物过敏是导致过敏性紫癜发病的原因。

(4)遗传因素：过敏性紫癜存在遗传倾向，白种人的发病率明显高于黑种人。近年来有关遗传学方面研究涉及的基因主要有 *HLA* 基因、家族性地中海基因、血管紧张素转换酶基因(*ACE* 基因)、甘露糖结合凝集素基因、血管内皮生长因子基因、PAX_2 基因等。文献报道黏附分子 P-selectin 表达增强及基因多态性可能与过敏性紫癜发病相关，*P-selectin* 基因启动子-2123 多态性可能与儿童过敏性紫癜发病相关。

(二)发病机制

1.过敏性紫癜性肾炎与免疫

过敏性紫癜性肾炎患儿的免疫学紊乱十分复杂,包括免疫细胞(如巨噬细胞、淋巴细胞、嗜酸性粒细胞)和免疫分子(如免疫球蛋白、补体、细胞因子、黏附分子、趋化因子)的异常,它们在过敏性紫癜性肾炎的发病机制中起着关键的作用。

2.遗传学基础

本病非遗传性疾病,但存在遗传倾向。

二、病理改变与分级

(一)常见病理改变

过敏性紫癜性肾炎病理特征以肾小球系膜增生、系膜区 IgA 沉积以及上皮细胞新月体形成为主,可见到各种类型的肾损害。

1.光镜

肾小球系膜细胞增生病变可伴内皮细胞和上皮细胞增生,新月体形成,系膜区炎性细胞浸润,肾小球纤维化,还可见局灶性肾小球坏死甚至硬化。间质可出现肾小管萎缩,间质炎性细胞浸润,间质纤维化等改变。

2.免疫荧光

系膜区和肾小球毛细血管襻有 IgA,IgG,C_3 备解素和纤维蛋白原呈颗粒状沉积。

3.电镜

系膜区有不同程度增生,系膜区和内皮下有电子致密物沉积。

(二)病理分级标准

1975 年国际儿童肾脏病研究中心按肾组织病理检查将其分为6 级。Ⅰ级:轻微肾小球异常;Ⅱ级:单纯系膜增生;Ⅲ级:系膜增生伴<肾小球 50%新月体形成;Ⅳ级:系膜增生伴 50%~75%肾小球新月体形成;Ⅴ级:系膜增生伴>肾小球 75%新月体形成;Ⅵ级:膜增生性肾小球肾炎。其中Ⅱ~Ⅴ级又根据系膜病变的范围程度分为局灶性和弥漫性。

三、临床表现

(一)肾脏症状

过敏性紫癜性肾炎主要表现为血尿、蛋白尿,亦可出现高血压、水肿、氮质血症甚至急性肾衰竭。肾脏症状可出现于过敏性紫癜性肾炎的整个病程，但多发生在紫癜后2～4周内，个别病例出现于过敏性紫癜6个月后，故尿常规追踪检查是及时发现肾脏损害的重要手段。目前，对肾损害较一致的看法是即使尿常规正常，肾组织学已有改变。个别过敏性紫癜性肾炎患者，尿常规无异常发现，只表现为肾功能减退。

中华医学会儿科学分会肾脏病学组2009年发布的儿童过敏性紫癜性肾炎的诊治循证指南将过敏性紫癜性肾炎临床分型为：①孤立性血尿型；②孤立性蛋白尿型；③血尿和蛋白尿型；④急性肾小球肾炎型；⑤肾病综合征型；⑥急进性肾小球肾炎型；⑦慢性肾小球肾炎型。临床上以①、②、③多见。

（二）肾外症状

典型的皮肤紫癜，胃肠道表现（腹痛，便血和呕吐）及关节症状为过敏性紫癜性肾炎肾外的三大主要症状，其他如神经系统、生殖系统、呼吸循环系统也可受累，甚至发生严重的并发症，如急性胰腺炎、肺出血、肠梗阻、肠穿孔等。

四、实验室检查

（一）血常规检查

白细胞计数正常或轻度增高，中性或嗜酸性粒细胞比例增多。

（二）尿常规检查

可有血尿、蛋白尿、管型尿。

（三）凝血功能检查

正常，可与血液病致紫癜相鉴别。

（四）毛细血管脆性实验

急性期毛细血管脆性实验阳性。

（五）血沉、血清IgA及冷球蛋白

血沉增快，血清IgA和冷球蛋白含量增加。但血清IgA增高对本病诊断无特异性。

（六）补体

血清C_3、C_{1q}、备解素多正常。

（七）肾功能

多正常，严重病例可有肌酐清除率降低和BUN、血Cr增高。

(八)血生化

表现为肾病综合征者,有血清蛋白降低和胆固醇增高。

(九)皮肤活检

无论在皮疹部或非皮疹部位,免疫荧光检查均可见毛细血管壁有 IgA 沉积。此点也有助于和除 IgA 肾病外的其他肾小球肾炎作鉴别。

(十)肾穿刺活检

肾穿刺活组织检查有助于本病的诊断,也有助于明确病变严重度和评估预后。

五、诊断与鉴别诊断

(一)诊断标准

2009 年中华医学会儿科学分会肾脏病学组制定的儿童过敏性紫癜性肾炎的诊治循证指南中诊断标准:在过敏性紫癜病程 6 个月内,出现血尿和/或蛋白尿诊断为过敏性紫癜性肾炎。其中血尿和蛋白尿的诊断标准分别为肉眼血尿或镜下血尿;蛋白尿满足以下任一项者:①1 周内 3 次尿常规蛋白阳性;②24 小时尿蛋白定量>150 mg;③1 周内 3 次尿微量清蛋白高于正常值。极少部分患儿在过敏性紫癜急性病程6 个月后,再次出现紫癜复发,同时首次出现血尿和/或蛋白尿者,应争取进行肾活检,如为 IgA 系膜内沉积为主的系膜增生性肾小球肾炎,则亦应诊断为过敏性紫癜性肾炎。

(二)鉴别诊断

过敏性紫癜性肾炎应与原发性 IgA 肾病、急性肾小球肾炎、Goodpasture 综合征、狼疮性肾炎及多动脉炎等鉴别。

六、治疗

(一)一般治疗

急性期有发热、消化道和关节症状显著者,应注意休息,进行对症治疗。

1.饮食控制

目前尚无明确证据证明食物过敏是导致过敏性紫癜发病的病因,故仅在过敏性紫癜胃肠道损害时需注意控制饮食,以免加重胃肠道症状。过敏性紫癜腹痛患儿若进食可能会加剧症状,但是大部分轻症患儿可以进食少量少渣易消化食物。呕血严重及便血者,应暂禁食,给予止血、补液等治疗。严重腹痛或呕吐者可能需要营养要素饮食或肠外营养支持。

2.抗感染治疗

有明确的感染或病灶时应选用敏感的抗生素，但应尽量避免盲目应用抗生素。

（二）肾损害的治疗

根据中华医学会儿科学分会肾脏病学组制定的儿童紫癜性肾炎的诊治循证指南。

（1）孤立性血尿或病理Ⅰ级：仅对过敏性紫癜进行相应治疗。应密切监测患儿病情变化，建议随访3～5年。

（2）孤立性蛋白尿、血尿和蛋白尿或病理Ⅱa级：建议使用血管紧张素转换酶抑制剂和/或血管紧张素受体拮抗剂类药物，有降蛋白尿的作用。国内也有用雷公藤多苷进行治疗，疗程3个月，但应注意其胃肠道反应、肝功能损伤、骨髓抑制及可能的性腺损伤的不良反应。

（3）非肾病水平蛋白尿或病理Ⅱb、Ⅲa级：用雷公藤多苷治疗疗程3～6个月。也可激素联合免疫抑制剂治疗，如激素联合环磷酰胺治疗、联合环孢素A治疗。

（4）肾病综合征或病理Ⅲb、Ⅳ级：该组患儿临床症状及病理损伤均较重，现多采用激素联合免疫抑制剂治疗，其中疗效最为肯定的是糖皮质激素联合环磷酰胺治疗。若临床症状较重、病理呈弥漫性病变或伴有新月体形成者，首选糖皮质激素联合环磷酰胺冲击治疗，当环磷酰胺治疗效果欠佳或患儿不能耐受环磷酰胺时，可更换其他免疫抑制剂。

（5）急进性肾小球肾炎或病理Ⅳ、Ⅴ级：这类患儿临床症状严重、病情进展较快，现多采用三至四联疗法。常用方案：甲泼尼龙冲击治疗1～2个疗程后口服泼尼松＋环磷酰胺（或其他免疫抑制剂）＋肝素＋双嘧达莫。亦有甲泼尼龙联合尿激酶冲击治疗＋口服泼尼松＋环磷酰胺＋华法林＋双嘧达莫治疗。

（三）肾外症状的治疗

1.关节症状治疗

关节痛患儿通常应用非甾体抗炎药能很快止痛。口服泼尼松[1 mg/(kg·d)，2周后减量]可降低过敏性紫癜关节炎患儿关节疼痛程度及疼痛持续时间。

2.胃肠道症状治疗

糖皮质激素治疗可较快缓解急性过敏性紫癜的胃肠道症状，缩短腹痛持续时间。腹痛明显时需要严密监测患儿出血情况(如呕血、黑便或血便),必要时需行内镜检查。严重胃肠道血管炎,应用丙种球蛋白、甲泼尼龙静脉滴注及血浆置换或联合治疗均有效。

3.急性胰腺炎的治疗

予对症、支持疗法,卧床休息,少蛋白低脂少渣半流饮食,注意维持水电解质平衡,并监测尿量和肾功能。

4.肺出血的治疗

应在强有力支持疗法的基础上,排除感染后早期使用甲泼尼龙静脉冲击,并配合使用环磷酰胺或硫唑嘌呤,加强对症治疗,如贫血严重可予输血,呼吸衰竭时及早应用机械通气,并发 DIC 可按相关诊疗指南治疗。

七、预后

病理类型与预后有关,病理改变中新月体<50%者,预后好,仅 5%发生肾衰竭,而新月体>50%者,约 30%发生肾衰竭,而新月体超过 75%者 60%~70%发生肾衰竭。按 ISKDC 分类法Ⅱ级、Ⅲa 级预后较好,Ⅲb、Ⅳ及Ⅴ级的预后差;且肾小管间质改变严重者预后差,电镜下见电子致密物沉积在上皮下者预后差。对过敏性紫癜性肾炎患儿应加强随访,病程中出现尿检异常的患儿则应延长随访时间,建议随访 3~5 年。

第二节 狼疮性肾炎

系统性红斑狼疮(systemic lupus erythematosus,SLE)是一种累及多系统、多器官的具有多种自身抗体的自身免疫性疾病。该病在亚洲地区女孩发病率最高,有报道白种女孩为(1.27~4.4)/10 万,而亚洲女孩则为(6.16~31.14)/10 万。我国发病率约为 70/10 万人口,其中女性占 85%~95%,多数发生在 13~14 岁。当 SLE 并发肾脏损害时即为狼疮性肾炎(lupus nephritis,LH)。一般认为 LH 占 SLE 的46%~77%,而对 SLE 患者肾活检发现 SLE 患者 100%有轻重不等的肾损害。儿童 LN 损害发生率高于成人,SLE 起病早期可有 60%~80%肾脏受累,2 年内可有 90%出现肾脏损害。肾脏病变程度直接影响 SLE 的预后。肾受累及进行性肾功能损害是造成 SLE 患者死亡的主要原因之一。

一、病因及发病机制

(一)病因

本病病因不明,目前认为可能致病因素有以下几种。

1.病毒感染

与C型DNA病毒(慢病毒)感染有关。

2.遗传因素

本病遗传易感基因位于第6对染色体中,遗传性补体缺陷易患SLE,带HLADW3、HLA-BW15者易发生SLE。

3.性激素

患儿体内雄激素降低可加重病情。

4.自身组织破坏

日晒紫外线可使40%的患者病情加重。某些药物如氨基柳酸、青霉素、磺胺等可诱发或加重SLE。

(二)LN的发病机制

较为复杂,尚不完全明了。目前研究认为SLE患儿体内存在多种自身抗体,在LN的发生、发展过程中占有非常重要的地位,其产生与细胞凋亡密切相关:主要是自身反应性T淋巴细胞、B淋巴细胞逃脱细胞凋亡而处于活化增生状态,引起机体对自身抗原的外周耐受缺陷,导致自身免疫异常而致病。促发因素包括:①遗传,小儿SLE有家族遗传倾向,13.8%小儿SLE患者的三代亲属中有一个或更多亲属有结缔组织病,同卵双胎一致发病的百分比高达70%。②病毒感染、日光、药物等。

近些年来,人们对LN的发病机制有了更深刻的认识,普遍观点认为自身抗体通过核小体介导与肾脏结合而致病。细胞凋亡的产物——核小体(由组蛋白与DNA两部分组成)作为自身抗原诱导机体产生自身抗体,即抗核小体抗体。近年来的研究表明,在LN的病程中抗核小体抗体可早于抗dsDNA抗体而出现,其敏感性及特异性均优于后者,且血中抗体水平与蛋白尿、疾病活动性呈显著相关。目前认为,核小体的一端通过组蛋白或DNA与肾小球基底膜、系膜细胞等相结合,另一端暴露出抗体的结合位点,从而介导自身抗体与肾脏结合,导致补体活化、炎症细胞聚集和细胞因子释放,诱发LN。核小体中组蛋白或DNA与肾小球不同成分的结合,可以导致自身抗体在不同的部位形成沉积,从而产生不同的临床表现和病理分型。

此外，细胞凋亡对维持肾小球内环境的稳定也同样具有重要意义。近年来，认识到 LN 除了整体水平上的淋巴细胞凋亡异常外，肾小球局部也存在着细胞凋亡调节的紊乱。

二、病理

(一)病理分类标准

国际肾脏病协会和肾脏病理学会于 2004 年正式公布最新 LN 的病理学分类：Ⅰ型，系膜轻微病变型 LH；Ⅱ型，系膜增生型 LH；Ⅲ型，局灶型 LH；Ⅳ型，弥漫型 LH；Ⅴ型，膜型 LH；Ⅵ型，进行性硬化型 LH。

据报道儿童 LN 中Ⅰ～Ⅱ型占 25%，Ⅲ～Ⅳ型占 65%，Ⅴ型占 9%。值得注意的是，上述各型之间转型常见。此外，LN 免疫荧光检查典型表现是以 IgG 为主，早期补体成分如 C_4、C_{1q} 通常与 C_3 一起存在。3 种免疫球蛋白加上 C_3、C_4、C_{1q} 均存在时，称满堂亮，见于 1/4～2/3 的患者。

(二)间质和小管损伤

LN 的间质和小管损伤相当常见，表现为肾小管变性、萎缩和坏死，炎性细胞浸润，基膜变厚和间质纤维化。免疫荧光可见 IgG、C_{1q}、C_3、C_4 局灶性沉积于肾小管基膜。电镜下可见电子致密物沿肾小管基膜沉积。少数以急性小管间质肾炎单独存在，可表现为急性肾衰竭。

(三)血管损伤

血管免疫沉积、透明和非炎症性坏死性病变、伴血管壁淋巴和单核细胞浸润的真性血管炎均可见，罕见肾内小动脉血栓，这些血管病变预示不良预后，偶见血栓性微血管病。

(四)活动性病变和慢性病变的判断

LN 活动性指数和慢性指数的判断是评估疾病活动性及预后的标准指标。

三、临床表现

LH 的临床表现多种多样，主要表现为两大类。

(一)LN 的肾脏表现

其中 1/4～2/3 的 SLE 患者会出现 LN 的临床表现。LN 100%可出现不同程度的蛋白尿、80%镜下血尿，常伴有管型尿、水肿、高血压及肾功能障碍，夜尿增多也常常是 LN 的早期症状之一。

根据中华医学会儿科学分会肾脏病学组2010年制定的《狼疮性肾炎的诊断治疗指南》将临床表现分为以下7种类型：①孤立性血尿和/或蛋白尿型；②急性肾小球肾炎型；③肾病综合征型；④急进性肾小球肾炎型；⑤慢性肾小球肾炎型；⑥肾小管间质损害型；⑦亚临床型。SLE患者无肾损害临床表现，但存在轻重不一的肾病理损害。

(二)LN的全身性表现

可表现为发热、皮肤黏膜症状、关节症状、肌肉骨骼症状、多发性浆膜炎、血液系统和心血管系统损害、肝脏、肺脏、中枢神经系统症状等，甚至出现急性危及生命的狼疮危象。其他临床表现可见眼部病变，如眼底静脉迂曲扩张、视神经盘萎缩，典型的眼底改变是棉绒斑，还可见巩膜炎、虹膜炎等。

四、诊断与鉴别诊断

LN诊断标准：根据中华医学会儿科学分会肾脏病学组2010年制定的《狼疮性肾炎的诊断治疗指南》，SLE患儿有下列任一项肾受累表现者即可诊断为LN。①尿蛋白检查满足以下任一项者：1周内3次尿蛋白定性检查阳性；或24小时尿蛋白定量>150 mg；或1周内3次尿微量清蛋白高于正常值；②离心尿每高倍镜视(HPF)RBC>5个；③肾功能异常[包括肾小球和/或肾小管功能]；④肾活检异常。

SLE的临床表现多种多样，临床误诊率较高，尤其是临床表现不典型和早期SLE，诊断时应注意与原发性肾小球疾病、感染性疾病、慢性活动性肝炎、特发性血小板减少性紫癜等相鉴别。

五、治疗

LN的治疗较为复杂，应按照肾脏病理类型进行相应的治疗。治疗的早晚、是否正确用药及疗程的选择是决定LN疗效的关键。

(一)治疗原则

(1)伴有肾损害症状者，应尽早行肾活检，以利于依据不同肾脏病理特点制订治疗方案。

(2)积极控制SLE/LN的活动性。

(3)坚持长期、正规、合理的药物治疗，并加强随访。

(4)尽可能减少药物毒副作用，切记不要以生命的代价去追求药物治疗的完全缓解。

(二)一般对症治疗

一般对症治疗包括疾病活动期卧床休息,注意营养,避免日晒,防治感染,避免使用引起肾损害和能够诱发本病的药物。不做预防注射。

所有 LN 均加用羟氯喹(HCQ)为基础治疗。HCQ 一般剂量 4～6 mg/(kg·d),最大剂量6.5 mg/(kg·d),对于眼科检查正常的患者通常是安全的;对于 GFR <30 mL/min的患者有必要调整剂量。

(三)LH 的治疗

根据《狼疮性肾炎的诊断治疗指南》按照病理分型治疗。

1.Ⅰ型、Ⅱ型

一般认为,伴有肾外症状者,予 SLE 常规治疗;患儿只要存在蛋白尿,应加用泼尼松治疗,并按临床活动程度调整剂量和疗程。

2.Ⅲ型

轻微局灶增生性肾小球肾炎的治疗,可予泼尼松治疗,并按临床活动程度调整剂量和疗程;肾损症状重、明显增生性病变者,参照Ⅳ型治疗。

3.Ⅳ型

该型为 LN 病理改变中最常见、预后最差的类型。指南推荐糖皮质激素加用免疫抑制剂联合治疗。治疗分诱导缓解和维持治疗两个阶段。

诱导缓解阶段:共 6 个月,首选糖皮质激素＋CTX 冲击治疗。泼尼松 1.5～2.0 mg/(kg·d),6～8 周,根据治疗反应缓慢减量。CTX 静脉冲击有 2 种方法可选择。

(1)500～750 mg/(m^2·次),每月 1 次,共 6 次;8～12 mg/(kg·d),每2 周 1 次,连用 2 次,总剂量150 mg/kg。肾脏增生病变显著时需给予环磷酰胺冲击联合甲泼尼龙冲击。甲泼尼龙冲击 15～30 mg/(kg·d),最大剂量不超过 1 g/d,3 天为 1 个疗程,根据病情可间隔 3～5 天重复 1～2 个疗程。MMF 可作为诱导缓解治疗时 CTX 的替代药物,在不能耐受 CTX 治疗、病情反复或 CTX 治疗无效情况下,可换用 MMF,指南推荐儿童 MMF 剂量 20～30 mg/(kg·d)。CTX 诱导治疗 12 周无反应者,可考虑换用 MMF 替代 CTX。

(2)维持治疗阶段:2～3 年。在完成 6 个月的诱导治疗后呈完全反应者,停用 CTX,泼尼松逐渐减量至每天 5～10 mg 口服,维持至少 2 年;在最后一次使用 CTX 后 2 周加用硫唑嘌呤(AZA)1.5～2 mg/(kg·d)(1 次或分次服用)。初治 6 个月非完全反应者,继续用 CTX 每 3 个月冲击1 次,至 LN 缓解达 1 年;近年来，MMF在维持期的治疗受到越来越多的关注。MMF可用于不能耐受AZA的患者，或治疗中肾损害反复者。

4. Ⅴ型

临床表现为蛋白尿者，加用环孢素或CTX较单独糖皮质激素治疗效果好者。合并增生性病变者，按病理Ⅳ型治疗。近年来有报道针对Ⅴ＋Ⅳ型患儿采取泼尼松＋MMF＋FK506的多靶点联合治疗有效，但尚需进一步的多中心RCT的验证。

5. Ⅵ型

具有明显肾功能不全者，予以肾替代治疗（透析或肾移植），其生存率与非狼疮性肾炎的终末期肾病患儿无差异。如果同时伴有活动性病变，仍应当给予泼尼松和免疫抑制剂治疗。

（四）血浆置换和血浆免疫吸附

血浆置换能够有效降低血浆中的免疫活性物质，清除导致肾脏损伤的炎症介质，因此能够阻止和减少免疫反应，中断或减缓肾脏病理进展。对激素治疗无效或激素联合细胞毒或免疫抑制剂无效，肾功能急剧恶化者，或Ⅳ型狼疮活动期，可进行血浆置换。近年来发展的血浆免疫吸附治疗SLE/LN适用于：①活动性SLE/LN或病情急性进展者；②伴有狼疮危象者；③难治性病例或复发者；④存在多种自身免疫性抗体者；⑤因药物不良反应而停药病情仍活动者。常与激素和免疫抑制剂合用提高了疗效。

（五）抗凝治疗

LH常呈高凝状态，可使用普通肝素1 mg/(kg·d)，加入50～100 mL葡萄糖溶液中静脉点滴，或低分子肝素50～100 AxaU/(kg·d)，皮下注射；已有血栓形成者可用尿激酶(2～6)×10^4溶于葡萄糖溶液中静脉滴注，每天1次，疗程1～2周。

（六）透析和肾移植

肾衰竭者可进行透析治疗和肾移植，但有移植肾再发LN的报道。

六、预后

不定期随诊、不遵循医嘱、不规范治疗和严重感染是儿童LN致死的重要原因。影响LN预后有诸多因素，若出现下列因素者提示预后不良：①儿童时期（年龄≤15岁）发病；②合并有大量蛋白尿；③合并有高血压；④血肌酐明显升高，≥120 μmol/L；⑤LH 活性指数≥12 分和/或慢性损害指数≥4 分；⑥病理类型为Ⅳ型或Ⅵ型。

第三节　乙型肝炎病毒相关性肾炎

乙型肝炎病毒相关性肾炎（hepatitis B virus associated glomerulonephritis，HBV-GN）是指继发于 HBV 感染的肾小球肾炎。本病是儿童时期较为常见的继发性肾小球疾病之一，主要表现为肾病综合征或蛋白尿、血尿，病理改变以膜性肾病最多见。1992 年我国将乙肝疫苗纳入计划免疫，儿童 HBV 感染率开始显著降低，HBV-GN 的发病率也呈下降趋势，占儿童肾活检的比例近年已不足 5%。

一、病因

本病由 HBV 感染所致、HBV 是直径为 42～45 nm 的球形颗粒（Dane 颗粒），是 DNA 病毒，由双层外壳及内核组成，内含双股 DNA 及 DNA 多聚酶，其中一条负链为长链，约 3.2 kb，另一条正链是短链，约2.8 kb，长链 DNA 上有 4 个阅读框架，分别编码为 HBsAg、HBcAg、HBeAg、DNA 多聚酶和 X 蛋白，HBsAg、HBcAg 和 HBeAg 可以沉积于肾小球毛细血管壁导致肾小球肾炎发生，HBV 基因变异也可能在肾小球肾炎的发展中起一定作用。

二、发病机制

HBV-GN 的发病机制尚不清楚，目前有以下几种研究结果。

（一）免疫复合物导致的损伤

（1）循环免疫复合物、HBsAg 和 HBcAg 与其相应的抗体形成免疫复合物沉积于系膜区或内皮下，引起系膜增生性肾炎或系膜毛细血管性肾炎。HBeAg 与其抗体形成的免疫复合物沉积于基膜引起膜性肾病。

（2）原位免疫复合物、主要是 HbeAg 先植入基膜，其抗原再与抗体结合，引起膜性肾病。

（二）病毒直接对肾脏细胞的损害

病毒可以感染肾脏细胞，或者通过产生诸如 X 蛋白等导致细胞病变。

(三)自身免疫性损害

HBV 感染机体后,可以刺激机体产生多种自身抗体,如抗 DNA 抗体、抗细胞骨架成分抗体和抗肾小球刷状缘抗体等,从而产生自身免疫反应,导致肾脏损害。

三、病理

儿童 HBV-GN 大多表现为膜性肾病,其次为膜增生性肾小球肾炎、系膜增生性肾小球肾炎、局灶节段性系膜增生或局灶节段硬化性肾小球肾炎、IgA 肾病。往往伴有轻中度的系膜细胞增生且增生的系膜有插入,但多限于旁系膜区,很少伸及远端毛细血管内皮下。免疫荧光检查 IgG 及 C_3 呈颗粒样沉积在毛细血管壁和系膜区,也常有 IgM、IgA 及 C_{1q} 沉积,肾小球内一般都有 HBV 抗原(HBsAg、HBcAg 和 HBeAg)沉积。电镜检查可见电子致密物在上皮下、内皮下及系膜区沉积。

四、临床表现

本病多见于学龄前期及学龄期儿童,男孩明显多于女孩。起病隐匿,家庭多有 HBV 感染携带者。

(一)肾脏表现

大多表现为肾病综合征或者肾小球肾炎综合征,对肾上腺皮质激素治疗一般无反应。水肿多不明显,少数患儿呈明显凹陷性水肿并伴有腹水,高血压和肾功能不全较少见。

(二)肝脏表现

约半数患儿转氨酶升高,黄疸少见。

五、辅助检查

(一)尿液

可出现血尿及蛋白尿、管型尿,尿蛋白主要为清蛋白。

(二)血生化

往往有清蛋白下降,胆固醇增高,谷丙转氨酶及谷草转氨酶可升高或正常,血浆蛋白电泳 α_2 及 β 球蛋白升高,γ 球蛋白则往往正常。

(三)HBV 血清学标记

大多数患者为乙肝大三阳(HBsAg、HBeAg 及 HBcAb 阳性),少数患者为小三阳(HBsAg、HBeAb 及 HBcAb 阳性),单纯 HBsAg 阳性者较少。

(四)HBV-DNA

血清 HBV-DNA 阳性。

(五)免疫学检查

部分患者血清 IgG 降低,C_3降低。

(六)肾活检

肾活体组织检查是确定 HBV-GN 的最终手段,是诊断 HBV-GN 的必备条件。

六、诊断

诊断参考 2010 年中华医学会儿科学分会肾脏病学组制定的《儿童乙型肝炎病毒相关性肾炎诊断和治疗循证指南》:①血清乙肝病毒标志物阳性。②患肾病或肾小球肾炎并排除其他肾小球疾病。③肾组织切片中找到乙肝病毒(HBV)抗原或 HBV-DNA。④肾组织病理改变:绝大多数为膜性肾小球肾炎,少数为膜增生性肾小球肾炎和系膜增生性肾小球肾炎。

值得说明的是:①符合第 1、2、3 条即可确诊,不论其肾组织病理改变如何;②只具备 2、3 条时也可确诊;③符合诊断条件中的第 1、2 条且肾组织病理确诊为膜性肾小球肾炎时,尽管其肾组织切片中未查到 HBV 抗原或 HBV-DNA,但儿童原发膜性肾病非常少,也需考虑乙肝肾小球肾炎的诊断;④我国为 HBV 感染高发地区,如肾小球疾病患者同时有 HBV 抗原血症,尚不足以作为 HBV-GN 相关肾小球肾炎的依据。

七、治疗

(一)一般治疗

一般治疗包括低盐、适量优质蛋白饮食;水肿时利尿,一般口服利尿剂,严重水肿时可静脉应用呋塞米,有高凝倾向者需抗血小板或者肝素治疗。

(二)抗病毒治疗

抗病毒治疗是儿童 HBV-GN 主要的治疗方法,抗病毒治疗适合血清 HBV DNA$\geqslant 10^5$拷贝/mL(HBeAg 阴性者$\geqslant 10^4$拷贝/mL)伴血清 ALT$\geqslant 2\times$ULN 的 HBV-GN。大量蛋白尿患儿血清 ALT$<2\times$ULN 但 HBV DNA$\geqslant 10^5$拷贝/mL 也可考虑抗病毒治疗。方法:α-干扰素隔天注射,每次 30×10^5 U/m^2,疗程半年以上;拉米夫定 3 mg/(kg·d)(<100 mg/d),疗程 1 年以上。

(三)糖皮质激素与免疫抑制剂

对儿童 HBV-GN 应以抗病毒治疗为主，在抗病毒治疗同时应慎用糖皮质激素治疗，因为有增加 HBV 复制的风险，不推荐单用激素和免疫抑制剂治疗。

(四)免疫调节剂

可用胸腺素和中药增强免疫治疗，对抑制 HBV 增生有一定效果。

第四节 遗传性肾小球肾炎

近年来发现的遗传性肾小球疾病越来越多，但遗传性肾小球肾炎通常指 Alport 综合征(Alport syndrome，AS)，该病以血尿为主，逐步出现蛋白尿，肾功能进行性减退，常伴有神经性高频听力减低及眼部异常。

一、病因及遗传学

AS 是由组成基底膜Ⅳ型胶原 α_5、α_3、α_4 链的基因突变所致，导致不能形成完整的Ⅳ型胶原网，因而肾小球基底膜广泛撕裂、分层、厚薄不均，眼和耳等肾外脏器也有Ⅳ型胶原结构同样出现缺陷，而出现相应症状。

Ⅳ型胶原有 6 种不同 α 链($\alpha_1 \sim \alpha_6$)，其编码基因为 *COL4A1*～*COL4A6*。α_5 链基因(*COL4A5*)位于X 染色体，α_3 链基因(*COL4A3*)和 α_4 链基因(*COL4A4*)位于第 2 号染色体上。约 85%的 AS 为性连锁显性遗传(X-Linked AS，XLAS)，由 COL4A5 突变所致，15%为常染色体隐性遗传，由 *COL4A3*/*COL4A4* 突变所致，还有少数为常染色体显性遗传。

二、病理

早期肾小球正常或轻度上皮细胞增生及系膜基质增加，晚期发展到肾小球硬化，40%病例在皮髓质交界处的间质中有泡沫细胞浸润。免疫荧光检查通常为阴性。偶尔也能见到某些免疫球蛋白如 IgM，补体 C_3 等在肾小球内少量沉积。电镜下肾小球基底膜广泛撕裂、分层、厚薄不均，其间含有电子致密颗粒，肾小球上皮部分足突融合或伴微绒毛形成。

三、临床表现

(一)肾脏表现

持续显微镜下血尿，可有间歇性肉眼血尿，蛋白尿程度不等。受累男孩几乎全部发展至尿毒症，根据出现发生尿毒症时年龄可分为早发肾衰竭型（＜31 岁）和晚发肾衰竭型（＞31 岁）。

（二）神经性耳聋

随着年龄的增长，患者逐渐出现高频区（4 000～8 000 Hz）神经性耳聋，男性尤多见。两侧耳聋程度可以不完全对称，但为进行性的，耳聋将渐及全音域。

（三）眼病变

具特征性的眼部异常为前圆锥形晶状体，其他常见的眼部异常为黄斑周围色素改变，在黄斑区中心凹周围有致密微粒沉着，先天性白内障、眼球震颤等。

（四）其他

巨血小板减少症；食管平滑肌瘤，也可出现在气管和女性生殖道（如阴蒂、大阴唇及子宫等）等部位。

四、诊断和鉴别诊断

有以血尿为主要特点的肾脏表现，伴或者不伴有神经性耳聋和眼病变，肾活检有特征性肾小球基底膜分层、撕裂和厚薄不均等变化即可以确诊。肾脏Ⅳ型胶原的 α_5、α_3 链或者皮肤的 α_5 免疫组化染色以及 *COL4A3*/*COL4A4*/*COL45* 基因突变分析也可诊断本病，并确定遗传类型。

主要需与良性家族性血尿相鉴别，后者主要表现为无症状性单纯性血尿，肾脏病变不呈进行性，故又名良性血尿。病理改变光镜下正常，电镜下特征为弥漫性 GBM 变薄，故又称薄基底膜病。

五、治疗

Alport 综合征治疗以减少蛋白尿，对症、控制并发症为主，防止过度疲劳及剧烈体育运动。遇有感染时避免应用肾毒性药物。发展至终末期肾衰竭则需长期透析或者肾移植。Alport 综合征患者肾移植后可产生抗 GBM 的抗体，发生抗 GBM 肾炎（Goodpasture 综合征）。

营养性疾病

第一节 维生素A缺乏

一、发展史

(一)维生素A发现

维生素A是第一个被发现的脂溶性维生素。1000多年前唐朝孙思邈在《千金要方》中记载动物肝脏可治疗夜盲症。古埃及人也认识到夜盲症可通过食用肝脏来治疗。文献也记载丹麦人用橄榄油治疗干眼症。1819年法国生理学家F.Magendie发现营养不良的狗会发生眼角膜溃疡,增加死亡的危险。1912年英国的生物化学家Frederick Gowland Hopkins发现在牛奶中有一未知的、可促进大鼠生长的因子,1929年Hopkins因此获得诺贝尔奖。1913年美国2个独立的研究团队耶鲁大学的Lafayette Mendel和Thomas Burr Osborne与威斯康星大学的lmer McCollum和Davis同时发现食物脂肪对"促进生长因子"的作用;1918年脂溶性"促进生长因子"被称为辅助生长因子,1920年被命名为维生素A。学者们发现儿童生长障碍、干眼症、感染风险增加均与维生素A缺乏相关。1928年Green和Mellanby曾将维生素A命名为抗感染因子,但抗生素的广泛应用使维生素A的抗感染作用未得到重视。1967年美国哈特兰等3位科学家因发现维生素A治疗眼病的化学过程而获得诺贝尔奖。1931年瑞士化学家Paul Karrer发现维生素A的化学结构。1947年荷兰的2位化学家,David Adriaan van Dorp和Jozef Ferdinand Arens首次合成维生素A。

当学者们了解胡萝卜素,如β-胡萝卜素可在体内转变为维生素A时,希望建立食物中的胡萝卜素与视黄醇换算系统。1930年瑞士科学家Paul Karrer确定β-胡萝卜素和维生素A的关系与单位换算,即1 U相当于0.3 μg视黄醇,0.6 μg β-胡萝卜素或1.2 μg其他类胡萝卜素;以后采用视黄醇当量(retinol equivalent,RE)作为维生素 A 的单位。1937 年 Paul Karrer 因此获得诺贝尔奖。2001 年胡萝卜素与视黄醇换算系统修改为 1 RE 相当于 1 μg 视黄醇,2 μg β-胡萝卜素(溶解在油),食物中则为 6 μg β-胡萝卜素,或 12 μg α-胡萝卜素、γ-β-胡萝卜素、β-隐黄素。因有较多研究证实只有 1/2 的维生素 A 原类胡萝卜素被吸收,2001 年美国医学研究所推荐用新的视黄醇换算单位作为视黄醇活性当量(retinol activity equivalent,RAE)。按新的分类方法 1 g RAE 相当于 1 μg 视黄醇,2 μg β-胡萝卜素(溶解在油),食物中则为12 μg或 24 μg α-胡萝卜素、γ-胡萝卜素和 β-隐黄素。

(二)流行病学研究

1976 年美国约翰斯·霍普金斯大学公共卫生院眼科医师、流行病学家 Sommer 首次在印度尼西亚 6 个村庄的 4 500 例 6 月龄至 5 岁儿童中开展每年 2 次大剂量补充维生素 A 研究,有效降低儿童角膜软化和失明风险,儿童死亡率降低 1/3。Sommer 教授在非洲和亚洲的研究也显示维生素 A 缺乏与儿童死亡率明显相关。在 Sommer 教授强力推动下世界范围内很多发展中国家学者开展每年 2 次大剂量补充维生素 A 研究。1992 年在不同国家的 8 个较大规模的维生素 A 干预研究结果显示维生素 A 干预可将 6 月龄至 5 岁儿童死亡率降低 19%~54%。婴儿、儿童的生长发育与抗感染性疾病需要补充较多维生素 A。存在维生素 A 缺乏公共健康问题的国家,给 1~5 月龄的婴儿提供大剂量维生素 A 的补充计划是儿童生存对策的一部分,已覆盖 71%的发展中国家人群。美国国际开发署、联合国儿童基金会和 Alfred Sommer 教授在意大利 Bellagio 召开维生素 A 缺乏专题研讨会一致认为轻度维生素 A 缺乏会增加儿童死亡的风险,每 4~6 个月周期性补充维生素 A 可降低儿童死亡率,重症麻疹儿童口服维生素 A 可降低失明和死亡的风险。1997 年 WHO、联合国儿童基金会的全球健康政策建议,所有国家的儿童都应采用每 6 个月大剂量口服维生素 A,以改善儿童维生素 A 缺乏情况。1998 年 WHO、UNICEF、加拿大国际发展署、美国国际开发和微量营养素行动署启动维生素 A 全球行动。2009 年哥本哈根经济高峰会议上世界有影响力的经济学家推荐,最符合成本效益的投资方式是改善人类健康和发展,定期补充维生素 A 在所有干预中成本效益较高。

我国卫生部在 WHO、UNICEF 及世界银行的推动下,1999 年 12 月至 2000 年3 月由首都儿科研究所负责选择沿海、内地、边远地区的 14 个省市的 28 个县调查 0~6 岁儿童维生素 A 状况,结果显示城市儿童维生素 A 缺乏患病率为 5.2%,农村为 15.6%。我国为轻度亚临床维生素 A 缺乏地区,部分边远贫困县为中度临床缺乏地区,需对维生素 A 缺乏儿童进行干预。

大剂量补充维生素 A 的方案执行 20～30 年来,全球维生素 A 缺乏得到较好控制。近年来 WHO 重新评估大剂量补充维生素 A 的效果,采用 Meta 分析 1～5 月龄婴儿补充维生素 A 的效果,结果发现 1 岁内补充维生素 A 对降低呼吸道感染与腹泻发病率、死亡率作用不明显,而大剂量补充维生素 A 后婴儿可出现前囟张力增加、呕吐等不良反应。同时,2 项 Cochrane 系统综述显示妊娠母亲补充维生素 A 对降低母亲死亡率、围生期死亡率、新生儿死亡率的危险亦无明显作用。因此,2011 年 WHO 发表关于不建议新生儿、1～5 月龄婴儿补充维生素 A 的指南(强烈推荐);除非严重缺乏的地区,一般也不建议妊娠母亲补充维生素 A(强烈推荐)。2011 年 WHO 的指南只推荐在维生素 A 缺乏严重的地区可给6～59 月龄的婴幼儿大剂量补充维生素 A(强烈推荐),即当地 24～59 月龄儿童夜盲症发病率≥1%,或6～59 月龄儿童维生素 A 缺乏(血清视黄醇≤0.70 μmol/L)患病率≥20%。WHO 明确指出新指南将替代1997 年的指南。

(三)维生素 A 缺乏标准制定

1976 年 WHO 的一次会议中首先报告维生素 A 缺乏与干眼症,决定以血清视黄醇的界值点<20 μg/100 mL 或 0.70 μmol/L 为低维生素 A 水平,<10 μg/100 mL或<0.35 μmol/L 为维生素 A 缺乏。1982 年有专家提出,对有可能发展为维生素 A 缺乏的亚临床维生素 A 缺乏的儿童,此血清视黄醇的界值点用以判断维生素 A 缺乏已经太低。随研究的进展,有证据显示亚临床维生素 A 缺乏的儿童存在死亡率增加的风险。1996 年 WHO 采用干眼症为儿童维生素 A 缺乏的临床指征,以伴夜盲症的妊娠后期妇女或儿童为维生素 A 缺乏达 5%为公共健康问题的界值点(表 6-1)。一项尼泊尔的研究显示有干眼症妇女血清视黄醇为(0.72±0.41)μmol/L,正常妇女则为(1.03±0.39)μmol/L (P<0.001)。1996 年专家组决定修改血清视黄醇的界值点为 0.70 μmol/L,同时制定人群维生素 A 缺乏严重程度的判断标准(表 6-2)。

表 6-1 夜盲症流行病学判断标准

严重程度判断标准	夜盲症(XN)	
	24～71 月龄	孕妇
轻度	>0%～<1%	≥5%
中度	≥1%～<5%	
重度	≥5%	

表 6-2 学龄前儿童、妊娠妇女维生素 A 缺乏流行病学判断标准

严重程度判断标准	血清维生素 A＜0.7 μmol/L
轻度	≥2%～＜10%
中度	≥10%～＜20%
重度	≥20%

(四)研究进展

1.维生素 A 核受体与作用机制

核受体是一类配体依赖的核转录因子超家族成员。1987 年 Giguere 和 Petkovich 在不同实验室研究孤儿受体(未明确配体的细胞核激素受体)的配体时，几乎同时发现视黄酸受体(retinoic acid receptor，RAR)。1990 年 Mangelsdorf 发现另一类视黄酸受体(retinoic acid X receptor，RXR)。RAR 与 RXR 各有3 个亚类 α、β、γ，α 受体分布所有组织细胞，β 受体分布以神经细胞为主，γ 受体分布以骨和皮肤细胞为主。细胞内存在与类视黄醇特异结合的蛋白质，即细胞视黄醇结合蛋白质Ⅰ、细胞视黄醇结合蛋白质Ⅱ(CRBP-Ⅰ，CRBP-Ⅱ)，细胞视黄酸结合蛋白质Ⅰ、细胞视黄酸结合蛋白质Ⅱ(CRABP-Ⅰ，CRABP-Ⅱ)，具有转运视黄醇、视黄酸的功能。全反式视黄酸(ATRA)和 9-顺式视黄酸作为核激素发挥作用，ATRA 只与 RAR 结合；虽然 9-cisRA 可结合 RAR 和 RXR 两大类受体，但在体内主要与 RXR 结合。受体被激活时能够在靶基因的启动子与“视黄酸反应成分”结合调节靶基因表达。已知有 500 多种基因受维生素 A 调节，提示维生素 A 以一定方式参与身体一切活动过程(图 6-1，表 6-3)。

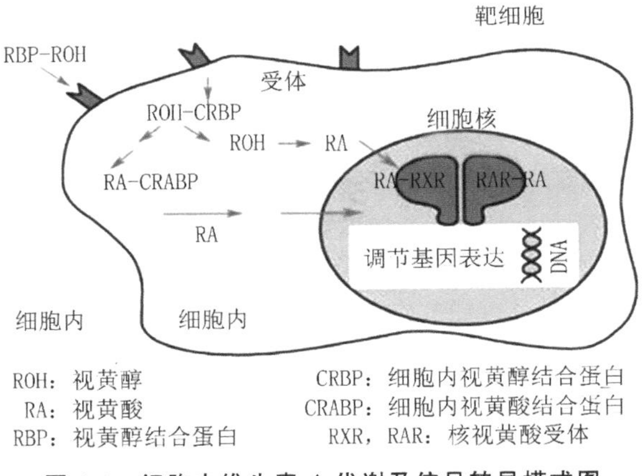

图 6-1 细胞内维生素 A 代谢及信号转导模式图

视黄酸相关孤儿受体(retinoid-related orphan receptor,ROR)亚家族主要包括RORα、RORβ和RORγ,其中ROR通过调控相关基因表达,在身体发育、免疫反应、生物节律以及细胞代谢等多种生理过程有重要作用。近年来的研究发现,ROR表达或功能异常与某些疾病有关,如肿瘤、免疫炎症性疾病、动脉粥样硬化等心血管疾病。目前核受体信号转导通路在多种重要疾病中的作用已受到高度关注,ROR可能成为这些疾病药物治疗的重要靶点。

表6-3 维生素A通过RAR和/或RXR受体调节的部分有代表性的基因

基因名称	基因功能/作用
催产素	生殖
生长激素	生长
磷酸烯醇丙酮酸羧基化激酶	葡萄糖异生作用
第一级乙醇脱氢酶	乙醇氧化
反型谷氨酰胺酶	细胞生长和细胞死亡
昆布氨酸B1	细胞间的交互作用
基质明胶蛋白	骨骼生长和强壮皮肤
角蛋白	皮肤
细胞视黄醛结合蛋白I	维生素A的代谢
β-视黄醛受体	维生素A的作用
Hax1.6	胚胎形成
多巴胺D2受体	中枢神经系统

2.参与其他激素调节

视黄酸受体属于核受体家族"类固醇-甲状腺-类视黄醇家族"成员,核受体家族与其有交互作用。近年来研究显示其他激素核受体须与RXR结合形成异二聚体才能发挥作用。可见,维生素A和它的RXR是激素反应系统的调节者(表6-4)。

表6-4 与RXR形成异二聚体结合核受体家族成员及其相应配体

细胞核受体	配体
视黄醇类物质X受体(RXR)	9-顺式视黄酸
视黄酸受体(RAR)	全反型视黄酸
维生素D受体(VDR)	1,25-二羟基维生素D
甲状腺素受体(TR)	三碘甲状腺原氨酸T_3
雌激素受体(ER)	雌激素
黄体酮受体(PR)	黄体酮

续表

细胞核受体	配体
肾上腺皮质激素受体(GR)	皮质醇
肾上腺盐皮质激素受体(MR)	醛固酮
雄激素受体(AR)	睾酮
脂类X受体(LXR)	胆固醇代谢产物
过氧化物酶体增生物激活受体(PPAR)	脂溶性分子

二、生化与生理

(一)生化特性

维生素A是由类视黄醇家族组成,包括视黄醇、视黄醛、视黄酯及视黄酸(retinoic acid,RA)(图6-2)。体内视黄醛可氧化成视黄酸,但不可逆。视黄酸可促进动物生长,与视觉活性、生殖无关;视黄酸参与调节细胞分化、生长和胚胎发育。维生素A有3种形式,即视黄醇、β-胡萝卜素和类胡萝卜素。

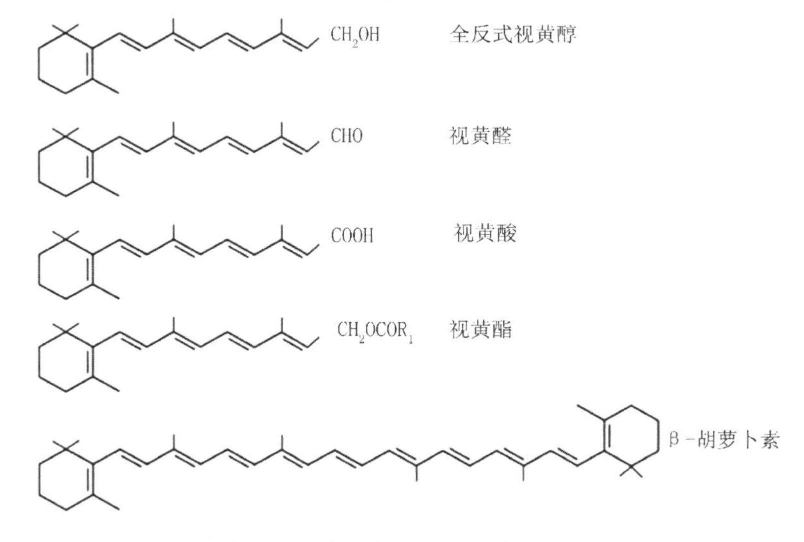

图6-2 维生素A同系物的结构式

视黄醇是维生素A最基本的形式,存在于动物源食物;β-胡萝卜素是视黄醇的前体,存在于植物源食物,哺乳动物2/3的维生素A来源于β-胡萝卜素。类胡萝卜素是植物中的一组天然脂溶性色素,至今已经发现近450种天然类胡萝卜素。β-胡萝卜素的分子结构相当于2分子维生素A,在肝脏及小肠黏膜内经过酶的作用50% β-胡萝卜素变成维生素A。食物中的维生素A和胡萝卜素经肠道吸收在体内可转变为视黄醛。

除全顺式视黄醇外,视黄醇有5种异构体,其中重要的是11-顺式视黄醇,是视黄醇活性形式。近年来研究认为9-顺式视黄酸有基因调节作用,但体内活性尚不清楚。天然13-顺式视黄酸已被发现,可能是一代谢产物,临床用作转化为全反式视黄酸的前药。全反式视黄醇β-紫罗酮环C末端的羟基氧化形成视黄醛,视黄醛氧化形成视黄酸。视黄酸通过酰基辅酶A脂肪酸的酯化作用而形成视黄酯。

(二)生理功能

1.肠道吸收

胰腺分泌液与十二指肠、空肠刷状缘有多种视黄酯水解酶。胡萝卜素或视黄酯被胰腺和小肠水解酶水解,在小肠近段转化为视黄醇,比例为6∶1。视黄醇分子弥散进入肠道细胞,在肠道卵磷脂:视黄醇脂肪酰转移酶的作用下与CRBP-Ⅱ结合后吸收。食物中70%～90%的视黄醇在肠道吸收,但肠道维生素A吸收与体内维生素A水平无关,即使摄入增加时也仍然被吸收,是出现维生素A吸收过量的原因。维生素A吸收过程需适量胆盐和少量脂肪,分别吸收约5%。食物中约1/3 β-胡萝卜素被吸收,混合于乳糜微粒。肠道吸收的大部分乳糜颗粒中大部分视黄醇与β-胡萝卜素在肠道转为视黄酯被肝脏吸收,少量转为视黄酸从肝静脉进入体循环。乳糜微粒中少量维生素或β-胡萝卜素可进入脂肪和其他组织,包括乳腺组织。乳糜微粒中大部分的维生素A与β-胡萝卜素被肠道受体调节进入肝脏的肝实质细胞。

2.肝脏代谢

维生素A的肝脏代谢受到许多因素的影响,包括肝实质细胞和星状细胞的加工处理和贮存。细胞外结合蛋白调节维生素A在组织中的分布作用与食物维生素A的摄入量无关,细胞内的结合蛋白与酶参与调节细胞内的维生素A贮存、激活和降解。过量摄入则产生大量视黄酯进入组织,不受限地进入肝脏。正常情况体内90%的维生素A贮存在肝实质细胞。新生儿特别是早产儿肝脏中的贮存相对较少,大量的维生素A分布在其他组织。视黄酯在肝脏再次被水解为视黄醇并转运至内质网,与内质网的视黄醇结合蛋白质(retinol-binding protein,RBP)结合,在高尔基体形成视黄醇-RBP复合体后从肝实质细胞内分泌,90%～95%的视黄醇被肝窦间隙星状细胞以视黄醇棕榈酸盐的形式摄取,形成细胞质内的脂滴(图6-3)。星状细胞可将视黄醇-RBP复合体分泌至大循环或在释放之前重新转移回肝实质细胞。肝外组织也有少量星状细胞，身体需要时可有效转化为视黄醇。维生素 A 经视黄酯的脱脂作用从肝脏与周围组织动员入血。血液中维生素 A 与 RBP 结合以运甲状腺素蛋白或前清蛋白-视黄醇复合物形式转运视黄醇，可降低肾小球对视黄醇的过滤。肝脏依赖锌和氨基酸合成 RBP，维持较窄的 RBP 血清水平（40～50 μg/dL）。通过受体调节视黄醇从 RBP-运甲状腺素蛋白复合物释放，被周围组织摄取，RBP 则由肾脏排泄。

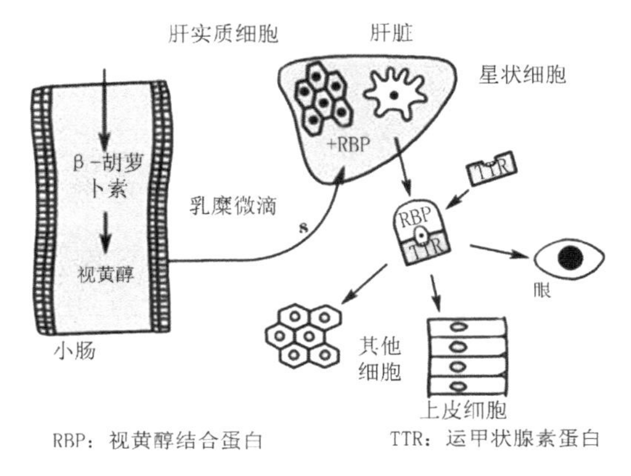

图 6-3　维生素 A 的转运和代谢

3.视觉生理

视网膜有 2 种视细胞，即 1 亿个视杆细胞与 700 万个视锥细胞。2 种视细胞的外端有不同的光敏感化学物质，视杆细胞的是视紫质，视锥细胞的为视紫蓝质。当光接触 2 种视细胞即发生复杂的化学反应，使视细胞有不同功能，视杆细胞与弱光有关，视锥细胞与明视觉及色觉有关（图 6-4）。在视细胞外端的维生素 A 还原酶作用下还原视黄醛为维生素 A，色素上皮细胞微粒体中酯酶酯化维生素 A 贮存于色素上细胞。全反式视黄醇可以被视黄醇异构酶催化为 11-顺式视黄醇，进而氧化成 11-顺式视黄醛，11-顺式视黄醛可以和视蛋白结合成为视紫红质。弱光暴露引起视紫红质物理结构改变，视黄醛的 11-C 扭转成全反式视黄醛，视蛋白的立体构形也发生变化，视紫红质分解为视蛋白和全反式视黄醛，在还原酶的作用下还原为全反式视黄醇。全反式视黄醛经微光照射，又重新转变为 11-顺式视黄醛，与视蛋白结合形成视紫红质，重新开始整个循环过程以保证视杆细胞持续感光。

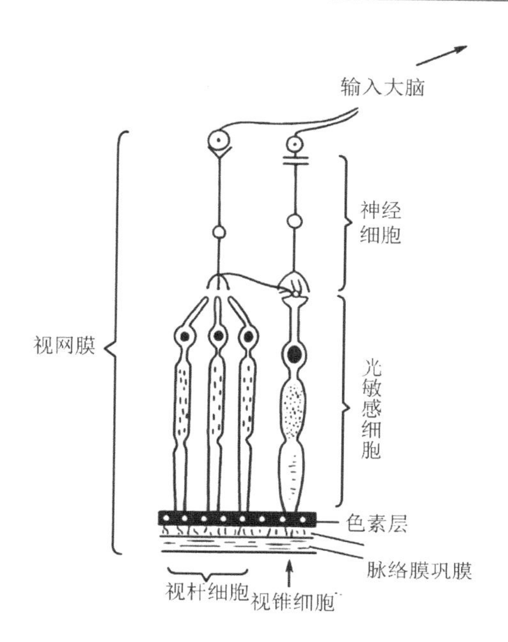

图 6-4 视杆细胞与视锥细胞

虽然视网膜只有少量维生素 A,但因存在 11-顺式视黄醛可再次产生视觉循环或周期,维持暗视觉。维生素 A 缺乏时色素上细胞的贮存视黄酯减少,视觉循环速度明显减慢,很快地失去暗视觉能力,临床出现“夜盲”。视锥细胞中视紫蓝质形成蓝、绿、红色敏感色素,11-顺式视黄醇能有效吸收强光。维生素 A 参与产生视紫蓝质,导致视锥细胞构成视觉颜色。

4.细胞分化

视黄酸通过相应的酶系统参与调节机制,有学者认为视黄酸在全身各组织和器官的细胞分化中起激素样的关键作用。

(1)皮肤:维生素 A 调控与合成糖蛋白和黏多糖等化合物有关的酶类表达,维持上皮细胞完整性,稳定细胞膜,使各系统上皮细胞保持形态和功能健全。

(2)免疫系统:维生素 A 参与维持身体的免疫活性,帮助身体维护淋巴细胞库,参与维护 T 淋巴细胞介导的免疫反应,促进免疫细胞产生抗体能力,促进 T 淋巴细胞产生某些细胞因子。维生素 A 缺乏通过影响免疫细胞内视黄酸受体的表达相应下降而影响身体的免疫功能。

(3)造血系统:维生素 A 缺乏时造血系统作为血细胞再生器官也受影响。20 世纪 80 年代发现成人维生素 A 缺乏时尽管铁摄入正常仍发展为贫血,仅采用维生素 A 治疗贫血可改善。动物实验、临床和社区研究均证实维生素 A 缺乏与红细胞生成有关，但机制尚不清楚。动物实验提示维生素A缺乏时红细胞生成减少可能与骨髓铁的利用下降或被抑制有关。同时，维生素A缺乏使运铁蛋白合成下降，影响贮存铁从肝脏释放，肝脏铁积累增加，出现类似于缺铁性贫血的小细胞、低色素贫血；或维生素A缺乏影响红系早幼红细胞增生分化；或影响红细胞生成素合成。有证据显示维生素A缺乏常伴贫血，补充维生素A可改善身体铁的状况；但维生素A不能改善因铁缺乏的原发性贫血。

(4)胚胎发育：视黄醇和视黄酸在基因调节和胚胎发育中有重要作用。胎儿对视黄醇浓度非常敏感，视黄醇和视黄酸不足或过量均可致流产和畸形。鸟类和啮齿动物模型的研究发现视黄酸核受体与胚胎发育相关，胚胎发育按照一定的空间时间模式进行与RA有关。可能通过RA介导的视黄酸核受体RAR与RXR调控靶基因的表达，影响胚胎的发育，如心脏形态构建、脊椎动物胚胎神经系统的生长与分化，以及参与胚胎肺发育过程中的很多关键事件。

(5)妊娠期需经RBP：进行母亲-胎儿视黄醇的代谢和转运调节。动物实验证实在胚胎、胎儿和胚胎外的组织中可检测到RBP，提示RBP在母亲-胎儿间转运适当的视黄醇有重要作用。大鼠妊娠后期胎肝视黄醇含量增长，RBP含量增长也较快，提示胎鼠开始合成RBP。但目前尚不清楚妊娠期低RBP表达的确切作用，也不清楚RBP表达的阈值。人类视黄醇从母体血循环经胎盘转运至胎儿的机制和调节方式亦不清楚。有研究报道胎儿晚期，当母亲为轻中度维生素A缺乏时，胎儿有一定调节视黄醇胎盘转运能力，增加胎盘视黄醇的转运；但若母亲严重缺乏维生素A，则胎盘转运能力不足。

(6)生殖系统：维生素A缺乏可抑制睾丸精子生成。

三、食物来源

维生素A主要有动物类食物的视黄酯和植物类食物的类胡萝卜素两大来源。类胡萝卜素广泛存在于自然界红色、橘黄色和黄色多种植物和动物中，身体都不能合成类胡萝卜素，但可转换为维生素A原。目前发现有50多种类胡萝卜素可转换为维生素A原，如α-胡萝卜素、β-胡萝卜素和γ-胡萝卜素等，其中β-胡萝卜素形成维生素A的活性最高，深绿色蔬菜和黄红色水果含量丰富。

四、维生素A缺乏

(一)定义

维生素A缺乏是身体维生素A不足导致的疾病，包括临床型维生素A缺乏(<0.7 μmol/L)、亚临床型维生素A缺乏及可疑亚临床型维生素A缺乏(或边

缘型维生素 A 缺乏)。

(二)流行病学资料

维生素 A 缺乏是全球范围内最普遍存在的公共卫生问题,与铁、碘并列为全球三大微营养素缺乏。维生素 A 缺乏是发展中国家儿童严重感染和发生死亡最主要的营养影响因素之一,边缘型和亚临床型维生素 A 缺乏无特异表现,主要与反复呼吸道感染、腹泻和贫血等有关,亚临床型维生素 A 缺乏儿童感染性疾病的发病率与死亡率较正常儿童高 3～4 倍,与儿童发病率和死亡率的增加有显著关系。据 WHO 1995—2005 年公布的资料确认维生素 A 缺乏是一个主要的公共健康问题,估计影响 1 900 万妊娠妇女、1.9 亿学龄前儿童,主要是非洲与东南亚地区。全球 1/3 孕妇发生夜盲症(600 万),其中非洲孕妇占9.8%,东南亚孕妇占 9.9%;255 万非洲学龄前儿童发生夜盲症,为全球的 1/2。估计全世界维生素 A 缺乏与 100 万～200 万儿童死亡有关,35 万学龄前儿童因维生素 A 缺乏而致盲。

中国政府已在《九十年代中国儿童发展规划纲要》中承诺消除维生素 A 缺乏。2000 年我国 14 省 6 岁以下儿童维生素 A 缺乏首次流行病学调查(城市 2 877 人,农村 5 792 人),发现夜盲症 0.8%(儿童 8 例、母亲 61 例),结膜干燥症 7 例。11.7%血清维生素 A 不足,其中城市 150 例(5.2%),农村 868 例(15%)。按 WHO 标准维生素 A 缺乏率 10%～20%为中度流行地区,我国为缺乏中度流行地区。

2002 年中国 CDC 进行"中国居民营养与健康状况调查"首次将维生素 A 缺乏纳入调查,3～12 岁儿童维生素 A 缺乏率为 9.3%,维生素 A 边缘性缺乏率为 45.1%。农村儿童维生素 A 缺乏率(11.2%)和边缘性缺乏率(49.6%)均高于城市(3.0%和 29.0%),尤其是 2、3、4 类农村的儿童;少数民族、西部贫穷地区发病率明显高于东部和城市。2010 年我国改为对维生素 A 缺乏进行监测,不再进行全国集中流行病学调查。

(三)高危因素

1.贮存不足

早产儿、双胎儿、低出生体重儿等体内维生素 A 贮量不足,生长发育迅速阶段易发生维生素 A 缺乏。

2.摄入不足和需求增加

孕母维生素 A 缺乏致人乳维生素 A 浓度减少是发展中国家与地区婴儿维

生素 A 摄入不足的常见原因。因贫困或缺乏营养知识，人乳不足或无人乳的母亲长期给婴儿纯淀粉类食物喂养，或断人乳后给脱脂乳、炼乳，缺乏动物类食物及富含 β-胡萝卜素蔬菜、水果的摄入使婴幼儿发生维生素 A 缺乏。疾病状态使儿童体内维生素 A 的消耗增加，如慢性感染性疾病、肿瘤等。

3.吸收不良

消化系统疾病（如慢性痢疾、慢性肝炎、肠炎、先天性胆道梗阻等）或膳食脂肪过低影响维生素 A 及 β-胡萝卜素的吸收。

4.代谢障碍

肝病、甲状腺功能低下、蛋白质营养不良致视黄醇结合蛋白合成不足，锌营养缺乏等使维生素 A 转从肝脏转运障碍致血浆维生素 A 降低。

（四）临床表现

维生素 A 缺乏的临床表现与缺乏阶段和程度有密切关系（图 6-5），可疑和亚临床缺乏阶段主要表现为非特异的临床表现，如感染增加和贫血等，重度缺乏阶段表现为维生素 A 缺乏的特异表现——干眼症。

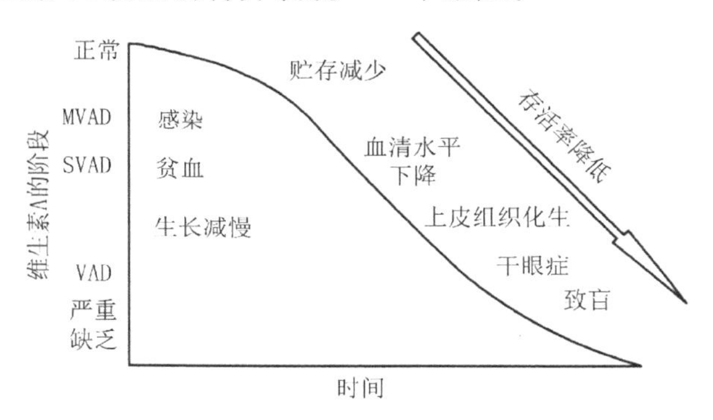

图 6-5　维生素 A 缺乏症临床表现与程度的关系

1.亚临床状态维生素 A 缺乏

亚临床状态维生素 A 缺乏包括可疑和亚临床维生素 A 缺乏，即维生素 A 摄入不足导致体内维生素 A 贮存下降或基本耗竭，血浆或组织中维生素 A 水平处于正常低值水平或略低于正常水平，无维生素 A 缺乏眼干燥症临床表现，而表现与维生素 A 有关的其他非特异症状，如反复上呼吸道、消化道感染缺铁样贫血等。

2.临床维生素 A 缺乏

（1）眼部：眼部的症状和体征是维生素 A 缺乏最早被认识，预后最严重。夜盲或暗光中视物不清最早出现，持续数周后，开始出现干眼症的表现，外观眼结膜、角膜干燥，失去光泽，痒感，泪减少，眼部检查可见结膜近角膜边缘处干燥起皱褶，角化上皮堆积形成泡沫状白斑，为结膜干燥斑或毕脱斑。继而角膜发生干燥、混浊、软化畏光、眼痛，可继发眼部感染；严重时可发生角膜溃疡、坏死，引起穿孔，虹膜脱出导致失明。注意检查与治疗时需待儿童自然睁眼后进行，动作轻柔，勿压迫眼球，以免角膜穿孔，虹膜脱出。

（2）皮肤：早期仅感觉皮肤干燥、易脱屑，有痒感，渐至上皮角化增生，汗液减少，角化物充塞毛囊形成毛囊丘疹。检查触摸皮肤时有粗砂样感觉，以肩部为多，可发展至颈背部甚至面部。毛囊角化引起毛发干燥，失去光泽，易脱落，指（趾）甲变脆易折、多纹等。

（3）感染发病和死亡率增高：可疑和亚临床维生素 A 缺乏阶段，免疫功能低下就已存在，主要表现为反复呼吸道和消化道感染，且易迁延不愈，增加疾病发病率和死亡率，多为 6 月龄至 2 岁儿童。

（4）贫血：边缘和亚临床维生素 A 缺乏可出现贮存铁增加、外周血血清铁降低、类似于缺铁性贫血的小细胞低色素性轻度贫血。

（五）实验室检查

1.血清、人乳视黄醇

采用微量荧光法、高效液相方法和 LC/MS/MS 串联质谱方法测定。血清维生素 A（视黄醇）反映肝脏维生素 A 贮存，如维生素 A 严重耗竭（＜0.07 μmol/g 肝脏），或明显过量（＞1.05 μmol/g 肝脏）。因此，血清维生素 A（视黄醇）主要用于评估人群维生素 A 的分布与流行病学情况，不宜用以评估个人维生素 A 状况，也不宜评估干预后维生素 A 的状况。如个人维生素 A 水平较低时，宜考虑肝脏维生素 A 贮存状况。人群干预时血清维生素 A（视黄醇）变化可帮助判断干预效果。母亲营养不良时可导致乳汁中的维生素 A 浓度减少（表 6-5）。

表 6-5 维生素 A 缺乏分型

分型	血清视黄醇（μmol/L）	临床表现	人乳视黄醇（μg/dL）
正常	＞1.05		≥70
可疑亚临床维生素 A 缺乏或边缘型	0.7～1.05	贫血、感染	
维生素 A 缺乏	＜0.7	夜盲症、皮肤症状	＜30
临床维生素 A 缺乏（严重）	＜0.35	干眼症	

2.相关剂量反应

相关剂量反应试验(RDR)依据视黄醇不足时游离状态的 RBP 滞留在肝脏，补充视黄醇后，结合状态的 RBP 释放入循环。因肝脏释放的视黄醇数量与其肝脏贮存量已经排空的程度成正比，可间接判断体内维生素 A 贮存状况。如 RDR 值>20%为阳性，表示存在亚临床维生素 A 缺乏状态。RDR% = (A5-A0)/A5 ×100%(A0:空腹时静脉血，A5:口服视黄醇制剂 450 μg 5 小时后静脉血)。或采用血清 30 天的剂量反应(+s30DR)，为改良相关剂量反应，即第一次取血后 30～45 天第二次取血，可用以监测维生素 A 干预效果。

3.血清维生素 A(视黄醇)结合蛋白质测定

与血清维生素 A 有较好相关性，能反应血清维生素 A(视黄醇)水平。采用全自动生化仪胶乳增强比浊法，基层医院均可应用。但全国尚无参考值，局部实验室正常参考值:男童3.6～7.2 g/L，女童 2～5.3 g/L。RBP 降低提示维生素 A 缺乏，需排除感染、蛋白质能量营养不良。

4.血清维生素 A(视黄醇)结合蛋白质/甲状腺素转运蛋白比率

因为维生素 A 缺乏和感染时 RBP 均降低，而维生素 A 缺乏时甲状腺素转运蛋白(transthyretin，TTR)不影响水平。所以血清维生素 A(视黄醇)结合蛋白质甲状腺素转运蛋白摩尔比率(RBP/TTR)可间接评估感染时体内维生素 A 水平。

5.暗适应检查

采用暗适应检查合作的受检者。对象为疑诊夜盲症的儿童，即主观感觉弱光条件下视物不清，俗称黄昏盲。

6.膳食维生素 A 摄入量的评估

提供有用的补充信息，即维生素 A 缺乏的高危因素。根据国际维生素 A 咨询组的半定量方法，采用 24 小时回顾摄入富含维生素 A 食物的量，即用蔬菜、水果、动物食物和强化食品 4 类食物具体成分。维生素 A 摄入量低于 RNI 有缺乏可能。

(六)诊断

目前国内基层医院多不能检测血清(血浆)维生素 A 水平，临床诊断多依据有明确摄入不足或消耗增加的病史，以及明显的维生素 A 缺乏的临床表现进行诊断。可疑亚临床和亚临床维生素 A 缺乏无特异的临床表现，若儿童反复呼吸道感染或伴贫血等表现时，可采用诊断性治疗间接判断。

(七)治疗

1.一般治疗

即调整饮食、去除病因。提供富含维生素A的动物类食物或含胡萝卜素较多的深绿色蔬菜、黄红色水果;有条件的地方也可采用维生素A强化食品,如婴儿配方。同时重视原发病的治疗。

2.特异性治疗

采用维生素A制剂治疗。2010年中华医学会儿科学分会儿童保健学组与《中华儿科杂志》编辑部共同撰写《儿童微量营养素缺乏防治建议》中治疗维生素A缺乏的口服维生素A剂量为7 500~15 000 μg/d[相当$(2.5\sim5)\times10^4$ U/d],2天后减量为1 500 μg/d(4 500 U/d)。慢性腹泻或肠道吸收障碍患儿可先采用维生素AD注射剂深部肌内注射,连续3~5天后改为口服治疗。

3.眼局部治疗

严重维生素A缺乏患者常需眼睛局部治疗,包括维生素AD滴剂直接滴眼。为预防结膜和角膜发生继发感染,减轻结膜和角膜干燥不适可采用抗生素眼药,如用左氧氟沙星或妥布霉素眼膏抗感染,3~4次/天。上皮生长因子类眼液有助角膜修复,3次/天。

(八)预防

1.高危人群

早产儿、双胎儿、低出生体重儿以及妊娠、哺乳妇女等。

2.健康教育

教育家长注意儿童膳食的营养平衡,经常食用富含维生素A的动物类食物(牛奶、鸡蛋、肝脏等)、深绿色蔬菜和黄红色水果可预防发生维生素A缺乏。小年龄儿童是预防维生素A缺乏的主要对象,坚持人乳喂养,孕妇和乳母多食富含维生素A食物或补充多种微量营养素。无法人乳喂养的婴儿采用婴儿配方喂养。

3.预防性干预

按2011年WHO的最新指南在流行地区采用大剂量预防。

第二节　B族维生素缺乏

B族维生素是一类具有不同化学组成和功能的维生素，因此被列为一个家族。B族维生素是人体组织必不可少的营养素，有12种以上，被公认的人体必需B族维生素有9种，均是水溶性维生素，包括维生素B_1（维生素B_1）、维生素B_2（核黄素）、维生素B_3（烟酸）、维生素B_5（泛酸）、维生素B_6（吡哆醇）、维生素B_7（生物素）、维生素B_9（叶酸）、维生素B_{12}（钴胺素）和胆碱。

一、发展史

（一）维生素B_1

1897年荷兰生理学家、近代营养学先驱Christiaan Eijkman在印尼爪哇岛发现像当地绵羊“Beri-beri”样，走路困难且只吃精磨白米的患者，称其为“脚气病”；以未经碾磨的糙米能治疗“脚气病”。Eijkman发现可用于治疗脚气病的物质能用水或乙醇提取，称为“水溶性B”。1906年证明食物中含有除蛋白质、脂类、碳水化合物、无机盐和水以外的“辅助因素”，量很小，但为动物生长所必需。1911年经波兰化学家C.丰克鉴定，糙米中能对抗脚气病的物质是胺类（一类含氮的化合物），是维持生命所必需的，建议命名为“vitamine”。即vital（生命的）amine（胺），中文意思为“生命胺”。因Eijkman发现维生素B，1929年与F.G.霍普斯共获诺贝尔奖。以后陆续发现化学性质与生理功能不同的许多维生素，虽然有的维生素不含胺和氮，但仍沿用丰克的命名，只是去掉最后的字母“e”。最初发现的维生素B后来证实为维生素B复合体，经提纯分离发现，维生素B是性质和在食品中的分布类似的几种物质，多数为辅酶。B族维生素在体内滞留的时间只有数小时，必须每天补充。

（二）维生素B_2

1879年维生素B_2从牛奶中分离，称乳黄素。20世纪20年代人们认为维生素B_2是预防陪拉格病（糙皮病，烟酸缺乏症）的因子。1923年美籍匈牙利营养学家、儿科医师Paul Gyorgy在德国海德尔堡研究发现，以鸡蛋蛋白饲养的小鼠会产生一种维生素缺少症，称为vitamin H（现已知为生物素或维生素B_7）。因陪拉格病和vitamin H缺乏都有皮炎表现。1933年Gyorgy的研究显示，酵母、肝脏、米糠中有一种成分可预防小鼠生长迟缓，同时在提取液中发现一种黄绿荧光物质与小鼠生长有关，称为核黄素，即维生素 B_2。1934 年确定核黄素的结构，并合成。

（三）维生素 B_6

1934 年美籍匈牙利营养学家、儿科医师 Paul Gyorgy 发现可以治疗小鼠肢端皮炎的物质，命名为维生素 B_6。1938 年美籍波兰人 Samuel Lepkovsky 营养学家从米糠中分离维生素 B_6。

（四）维生素 B_{12}

19 世纪人们开始注意到同时有贫血、消化道、神经系统异常（包括脊髓和周围神经）症状的病例。1822 年苏格兰外科医师 James Scarth Combe 首先描述，随后英国医师 Thomas Addison、德国医师 Michael Anton Biermer 均有报道，并命名为“Addison 贫血”。1877 年加拿大医师 Ostler 和 Gardner 给出恶性贫血（pernicious anemia，PA）的术语，并沿用至今。1920 年美国医师、病理学家 George Whipple 提出生肝脏可用以治疗 PA。1926 年美国学者 George Minot、William Murphy 开始每天用小牛肝脏治疗 PA 患者。1934 年 Whipple、Minot、Murphy 共同获得诺贝尔奖。1929 年美国医师、生理学家 William B.Castle 提出消化道内因子和食物作为外因子在 PA 中的作用。1948 年成功从肝脏分离出氰钴维生素（维生素 B_{12}）。1958 年学者们认识到维生素 B_{12} 缺乏所致神经系统症状。

（五）叶酸

1920—1930 年英国皇家自由医院的病理学家、血液学专家 Lucy Wills 在印度工作时发现可用酵母或酵母提取液治疗孕妇的“巨细胞”贫血，称酵母提取液的物质为“Wills 因子”。1941 年美国生物化学家 Esmond Snell 从菠菜叶子分离出“Wills 因子”，称为“叶酸”（拉丁语“folium”意“叶”）。1945 年开始有化学合成的叶酸用于治疗巨细胞贫血，特别是难治性巨细胞贫血。

二、维生素 B_1 缺乏

维生素 B_1 又称维生素 B_1，是发现最早的维生素。维生素 B_1 由嘧啶环和噻唑环结合而成，为无色结晶体，溶于水，在酸性溶液中稳定，碱性溶液中不稳定，易被氧化和受热破坏。体内维生素 B_1 80% 以焦磷酸维生素 B_1（thiamin pyrophosphate，TPP）形式贮存，10% 为三磷酸维生素 B_1（thiamine triphosphate，

TTP)，其他为单磷酸维生素 B_1。

(一)生理功能

维生素 B_1 不耐热。维生素 B_1 主要参与能量代谢，尤其是碳水化合物代谢，需要量取决于能量代谢。

1.构成辅酶

TPP 是维生素 B_1 的活性形式，在葡萄糖有氧分解代谢及支链氨基酸骨架的氧化途径中，有 3 种 α-酮酸脱氢酶体系需要 TPP 为辅酶，分别为丙酮酸脱氢酶体系、α-酮戊二酸脱氢酶体系和支链 α-酮酸脱氢酶体系。TPP 也是体内转酮酶的辅酶。

2.抑制胆碱酯酶的活性

维生素 B_1 可抑制胆碱酯酶的活性，减少乙酰胆碱水解。乙酰胆碱有促进胃肠蠕动的作用。

3.对神经组织的作用

神经组织中 TTP 含量高，TTP 可能与膜钠离子通道有关。

(二)吸收与代谢

维生素 B_1 吸收的主要部位是空肠和回肠，包括主动吸收与被动扩散两种形式。当小肠维生素 B_1 水平较低时，维生素 B_1 主动吸收；若小肠维生素 B_1 水平较高时，发生黏膜被动扩散吸收过程。

维生素 B_1 在人体的半衰期是 9～18 天，如不补充很快耗竭。大量饮茶、乙醇、叶酸缺乏可致维生素 B_1 吸收障碍。维生素 B_1 的磷酸化也在小肠进行，进入小肠细胞的维生素 B_1 在三磷酸腺苷的作用下，约 80%磷酸化为 TPP，10%磷酸化为 TTP，其余为单磷酸维生素 B_1，经门静脉转运送到肝脏，再经血转运到全身各组织。身体不能自己合成维生素 B_1，组织中维生素 B_1 贮存最大 30 mg。骨骼肌含量最高，其他组织也含维生素 B_1，如脑、心脏、肝脏和肾脏。血液中约 90%维生素 B_1 存在血细胞中，其中 90%在红细胞内。维生素 B_1 由肾脏排出，排出量与摄入量有关。

(三)病理生理

主要为外周神经、丘脑、乳头体和小脑变性。病理检查可见外周神经受损，髓鞘退化及色素沉着，施万细胞呈空泡变性，重者神经轴被破坏，出现断裂萎缩及变性。受累神经支配的肌肉萎缩，镜下可见肌纤维横纹消失、浑浊肿胀及脂肪变性。维生素 B_1 缺乏也可致脑血流量显著减少以及血管阻力增加。心脏扩大肥厚，心肌纤维肿胀、断裂、空泡、间隙水肿。血管充盈，致下肢肿胀以及浆膜腔积液，包括心包腔、胸腔和腹腔等。

单一维生素缺乏引起多个系统改变的原因尚不清楚，可能与遗传性缺乏、维生素 B_1 代谢相关的 3 种酶有关。另外一种解释是维生素 B_1 缺乏时可能存在其他维生素缺乏，因目前关于维生素 B_1 缺乏的临床多沿用 20 世纪严重营养不良地区的资料。2003 年以色列曾因 600～1 000 名婴儿进食无维生素 B_1 的配方粉而发生维生素 B_1 缺乏，但仅少数婴儿出现临床表现。故关于维生素 B_1 缺乏的病理改变需进一步研究。

(四)高危因素

1.摄入不足

膳食中维生素 B_1 含量不足，或食物中的维生素 B_1 丢失，或破坏增加均可致原发性的维生素 B_1 缺乏。6 月龄内婴儿血维生素 B_1 浓度为(210±53)nmol/L，但 12～18 月龄幼儿有所下降。正常人乳维生素 B_1 水平低于牛乳(42 μg/mL)，但正常妇女乳汁维生素 B_1 含量可满足婴儿生长所需。当哺乳母亲维生素 B_1 缺乏时，婴儿也存在缺乏的风险(表 6-6)。大多数维生素 B_1 存在于谷物的外胚层，精制谷物的维生素 B_1 含量降低，故以精白大米为主食者易出现维生素 B_1 缺乏。维生素 B_1 不耐热，尤其是在中性或碱性介质中。捞饭(大米水煮后捞出蒸熟弃米汤)或食物加碱可破坏其中的维生素 B_1。

表 6-6 WHO 推荐人乳维生素 B_1 含量评估标准

评估标准	人乳维生素 B_1 水平(μg/L)
正常	100～200
边缘缺乏	50～99
严重缺乏	<50

2.吸收不良或消耗增加

消化道疾病影响维生素 B_1 吸收，致继发性维生素 B_1 缺乏，如长期腹泻、严重肝脏疾病、胃旁路手术后、神经性厌食、长期接受胃肠外营养而未补充维生素等。酗酒也可影响维生素 B_1 的吸收和利用。

3.需要量增加

需要量增加包括生理需要增加，如妇女妊娠与哺乳；疾病消耗增加，如甲状腺功能亢进症、发烧、手术；身体能量代谢增加，如摄入较多碳水化合物或长期输入高浓度葡萄糖溶液等情况均可致继发性维生素 B_1 缺乏或诱发维生素 B_1 缺乏。

（五）流行病学

缺乏确切数据。

（六）临床分类与表现

早期表现包括疲倦、淡漠、易怒、抑郁、嗜睡、精神不集中、厌食、恶心及腹部不适等，进一步可出现刺痛感、烧灼感等周围神经炎症状，脚趾和脚的皮肤感觉异常，深部肌腱反射减弱，振动感消失，腿部肌肉触痛、痉挛，充血性心力衰竭，以及心理神经障碍。将维生素 B_1 缺乏按受损系统与年龄分类分为干型（周围神经系统）、湿型或水肿型（心血管型）以及婴儿型等。

1.干型

特征性表现为对称性的周围神经病变。主要累及肢体远端，下肢发病较上肢早，且感觉异常先于运动障碍，先远端后近端，为对称性。始感觉下肢无力，有针刺或烧灼样感觉，肌肉酸痛，尤其以腓肠肌最为明显，有时可有腓肠肌抽搐、痉挛、严重时行走困难；随病情进展可出现肢体麻痹，呈手套样或袜套样感觉障碍，触觉和/或痛觉减弱以致消失；病情继续加重则肢体肌肉萎缩，如伸肌受累，可发生足下垂和/或腕下垂。如累及喉返神经，可出现声音嘶哑。

神经系统另一表现即韦尼克脑病或韦尼克-科尔萨科夫综合征，发生在部分酗酒者中，合并有韦尼克脑病及科尔萨科夫精神病症状。韦尼克脑病表现为神经运动迟缓或冷漠、眼球震颤、眼肌麻痹、共济失调、意识障碍，如不及时治疗可引起昏迷和死亡。科尔萨科夫精神病包括精神错乱、发声困难、记忆力受损并虚构最近发生的事件等。韦尼克脑病是在长期慢性维生素 B_1 缺乏的基础上发生的严重急性维生素 B_1 缺乏；科尔萨科夫精神病则可能由韦尼克脑病反复发作引起。

2.湿型或水肿型

由维生素 B_1 缺乏而引起的心肌病、心功能损害。维生素 B_1 缺乏时血丙酮酸和乳酸堆积，周围血管扩张，外周阻力降低，血流加快，回心血量增加，心动过速，心排血量增高；回心血量增加，致右心肥大与扩张，右心室舒张末期压力亦增高，最终发展为充血性心力衰竭，如未及时治疗则导致死亡。患者感觉心悸、气促、心前区闷胀，心尖区可闻及收缩期杂音及第三心音，舒张压降低，脉压增大，可有水冲脉及毛细血管搏动。X 线检查表现为心脏扩大，肺动脉弓突出明显，右心扩大。心电图表现为低电压，P-R 间期缩短，Q-T 时间延长，T 波平坦、双相或倒置。病程可呈慢性经过，也可呈暴发经过，可因心力衰竭于几小时或几天内死亡，尤其多见于婴幼儿。

3.婴儿型

婴儿型见于因母亲有亚临床型维生素 B_1 缺乏的 2～4 月龄纯人乳喂养的婴儿。早期可出现便秘、吵闹、焦躁不安和呕吐。症状与年龄有关（表 6-7）。有研究显示婴儿期维生素 B_1 缺乏可能损害儿童的语言发育。

表 6-7 婴儿型维生素 B_1 缺乏临床表现

月龄	症状
1～3	心血管受损，病情险恶情况，如出现发绀和急性心力衰竭，可在 2～4 小时死亡
4～6	声带麻痹，失音症
7～9	假性脑膜炎，有呕吐、惊厥等脑膜炎表现，脑脊液(—)

4.亚临床型

亚临床型见于以碳水化合物为主维生素 B_1 摄入不足的人群，包括有缺乏高危因素的人群。

（七）实验室检查

疑诊维生素 B_1 缺乏者可进行尿维生素 B_1、红细胞转酮醇酶活性检测。脑磁共振检查有助于韦尼克脑病的诊断，常表现为特征性的对称的双边内侧丘脑和中脑导水管周围区域的高强度信号。

（八）诊断与鉴别诊断

维生素 B_1 缺乏的诊断主要依据膳食营养状况，临床表现以及实验室检查等。诊断性治疗是临床诊断维生素 B_1 缺乏的重要措施，同时有助鉴别由其他原因引起的双侧性下肢神经病变，甲状腺功能亢进性心脏病、贫血性心脏病以及中毒性、病毒性心肌炎等疾病。

（九）治疗

治疗原则为积极补充维生素 B_1，尤其对于重症患儿应尽早大剂量维生素 B_1 治疗，同时治疗原发病或消除危险因素。治疗不良反应较少。

维生素 B_1 缺乏常伴有其他 B 族维生素的缺乏，应同时补充其他 B 族维生素，并调整膳食。静脉输注葡萄糖溶液可加重维生素 B_1 缺乏，临床需加以重视。

（十）预防

1.高危人群

有高危因素的人群是预防的重点对象，宜预防性治疗。2002 年 WHO 与美国FAO在“Human Vitamin and Mineral Requirements”报告中建议，妇女在妊娠第2～3期或后180天需补充维生素B_1 22 mg（0.12 mg/d）；因维生素B_1从乳汁中分泌0.2 mg/d，建议哺乳母亲补充维生素B_1 0.2 mg/d以满足哺乳期能量增加的需要。

2.营养教育

摄入含维生素B_1谷物是我国居民维生素B_1的主要来源，改进谷物加工方法，同时纠正不合理的烹饪方法，避免谷物中维生素B_1的流失和破坏，是预防维生素B_1缺乏的重要手段。瘦肉、内脏、豆类、蔬菜和水果等也是维生素B_1的良好来源。强化米、面等谷物中的维生素B_1可提高摄入量。大多数商品化的婴儿食品已强化维生素B_1。

三、维生素B_2缺乏

维生素B_2又称核黄素。核黄素核糖醇侧链5-羟甲基磷酸化形成黄素单核苷酸（flavin mononucleotide，FMN），FMN可进一步转化为黄素腺嘌呤二核苷酸（flavin adenine dinucleotide，FAD）。人体内的核黄素60%～95%为FMN，5%～22%为FAD，游离核黄素<2%。核黄素缺乏即维生素B_2缺乏病。

（一）生理功能

维生素B_2耐热，与碳水化合物、脂肪、蛋白质代谢有关。

1.参与体内生物氧化与能量生成

核黄素在体内以FAD、FMN与特定蛋白质结合，形成黄素蛋白，通过三羧酸循环中的酶及呼吸链等参与体内氧化还原反应与能量生成。

2.参与其他B族维生素的代谢

FAD和FMN分别作为辅酶参与色氨酸转变为烟酸，以及维生素B_6转变为磷酸吡哆醛的过程。

3.抗氧化

FAD作为谷胱甘肽还原酶的辅酶，参与体内抗氧化防御系统，维持还原型谷胱甘肽的浓度。

4.其他

与细胞色素P_{450}结合，参与药物代谢等。

（二）吸收与代谢

膳食中游离核黄素以FMN和FAD形式与蛋白结合，在胃酸和蛋白酶的作用下与蛋白分离为游离核黄素。核黄素在小肠上端以依赖Na^+的主动转运方式吸收，进入肠上皮细胞后，大部分很快被黄素激酶磷酸化为 FMN。胃酸、胆汁酸盐可促进核黄素吸收，咖啡因、乙醇、铜、铁、锌等干扰吸收。进入血液后，核黄素大部分与清蛋白结合，小部分与免疫球蛋白等结合运输，并通过特异载体蛋白进入组织细胞内。因肠道吸收有限，大部分核黄素从尿液中排出，无中毒问题。6 月龄前婴儿核黄素来源于乳汁。

（三）病理生理

核黄素缺乏时，体内的黄素酶活性降低，尤其红细胞谷胱甘肽还原酶活性显著降低，致能量、蛋白质和脂类代谢受损，食物利用率下降，生长抑制。核黄素缺乏可引起特殊的上皮损害，如脱毛、脂溢性皮炎、轻度弥漫性上皮角化。核黄素缺乏可引起神经功能失调（如外周周围神经炎、触觉异常）、免疫功能低下等。核黄素缺乏可影响维生素 B_6 和烟酸的代谢，使小肠黏膜产生过激反应，小肠绒毛数量减少而长度增加，影响膳食铁的吸收，继发贫血。母亲妊娠期严重核黄素缺乏可致胎儿心脏、四肢畸形。

（四）高危因素

1.摄入不足

核黄素不能在体内合成，乳类与乳类制品是核黄素主要来源，其他食物包括谷类、肉类、深绿色蔬菜（如菠菜、芦笋、西兰花等）。故食物中缺乏核黄素为最常见的原因，为原发性核黄素缺乏。

2.食物加工过程损失

碾磨的谷物损失约 60% 核黄素，故发达国家在精白面粉中强化核黄素。因强化维生素 B 的精米色黄，不被社会接受，故精米未强化。如碾磨前加热糙米可保留大部分核黄素，因加热过程核黄素进入芽胚和糊粉层。

3.疾病

继发性核黄素缺乏由需要量增加、吸收不良以及代谢异常等所致。慢性腹泻（乳糜泻）、短肠综合征、囊性纤维化、肝脏疾病、慢性酒精中毒、神经性厌食，甲状腺和肾上腺皮质功能不全影响核黄素辅因子的合成，可发生核黄素缺乏。

4.医源性

光照治疗破坏核黄素，接受光照治疗的新生儿，血清核黄素水平下降。长期服用巴比妥类药物等亦会导致核黄素破坏。

（五）流行病学

无确切核黄素缺乏的流行病学资料。

(六)临床表现

核黄素缺乏常与多种营养素缺乏同时存在,特别是B族维生素缺乏,少见单一核黄素缺乏。虽然核黄素缺乏无特异性的症状和体征,但诊断核黄素缺乏的症状不难,主要有五大症状。

(1)眼:充血、畏光、流泪、烧灼感。

(2)口腔:舌炎、唇炎、口角炎,可伴唇黏膜水肿、皲裂,若累积咽部黏膜,则有咽痛、咽部充血水肿。

(3)皮肤:四肢皮肤对光敏感。

(4)皮脂排出障碍:会阴部皮肤与口周油性鳞片状皮疹。

(5)神经系统症状:感觉迟钝。

(七)实验室检查

因核黄素缺乏症状为非特异性,临床鉴别诊断往往需要实验室检查。

(八)诊断与鉴别诊断

核黄素缺乏诊断主要依据详细的膳食询问及实验室检查。试验性治疗,即给予核黄素补充后观察临床效果,也可用于诊断。核黄素缺乏的症状为非特异性,且其缺乏常与其他维生素缺乏并存,故需临床鉴别诊断。

(九)治疗

调整膳食,每天口服核黄素0.5 mg/kg,至症状消退;同时补充其他B族维生素。

(十)预防

1.高危人群预防

母亲有核黄素摄入不足时其母乳喂养的婴儿也易出现核黄素缺乏。因此,WHO建议,妊娠妇女应补充核黄素0.3 mg/d以满足胎儿生长需要;哺乳母亲估计从乳汁分泌核黄素0.3 mg/d,因乳汁中的核黄素利用率为70%,则母亲应补充核黄素0.4 mg/d。婴儿食品强化维生素B_2,如婴儿配方。新生儿黄疸蓝光治疗时需给新生儿补充核黄素。

2.营养教育

摄入富含核黄素食物。核黄素大量存在于肝、肾、牛奶、奶酪、鸡蛋和绿叶蔬菜中。牛奶中主要是游离核黄素,少量与FMN和FAD结合。全牛奶中14%的核黄素与特殊蛋白质共价结合。因核黄素对光敏感,牛奶出售宜纸盒包装。鸡蛋白与蛋黄含有与核黄素结合的特殊蛋白质，以贮存游离核黄素供胚胎发育。

四、维生素 B_6 缺乏

维生素 B_6 包括吡哆醛、吡哆醇和吡哆胺。维生素 B_6 缺乏包括食物中摄入量不足或药物所致维生素 B_6 缺乏以及维生素 B_6 依赖症，维生素 B_6 依赖症为摄入正常的维生素 B_6 量仍出现维生素 B_6 不足的表现，为遗传性疾病。

（一）生理功能

1.参与氨基酸代谢

维生素 B_6 是转氨、脱羧基、糖原水解的重要辅酶，维持健康脑发育与正常神经功能。5-磷酸吡哆醛（pyridoxal 5'-phosphate，PLP）是合成 5-羟色胺、多巴胺、肾上腺素、去甲肾上腺素、γ-氨基丁酸 5 种重要神经介质的辅酶；与组胺合成有关。它参与重要转氨酶过程。合成神经调节质丝氨酸的丝氨酸消旋酶是 PLP-依赖酶。PLP 是与蛋氨酸有关的胱硫醚合酶与胱硫醚酶的辅酶。PLP 是食物中硒形成硒代蛋氨酸的辅酶。

2.参与碳水化合物代谢

糖原磷酸化酶与肝糖分解有关，PLP 是糖原磷酸化酶的辅酶。

3.参与脂肪代谢

PLP 是促进鞘脂合成酶的重要成分，特别是合成神经酰胺需要 PLP；与体内亚油酸和亚麻酸合成花生四烯酸和二十二碳六烯酸有关。

4.红细胞合成

PLP 作为氨基乙酰丙酸合成酶的辅酶参与血红蛋白合成，与血红素形成有关；同时促进血红蛋白与氧结合。

5.基因表达

PLP 可能与某些基因的表达增加或减少有关。如细胞内的 PLP 水平增加可致糖皮质激素转录降低，维生素 B_6 缺乏时清蛋白 mRNA 的基因表达增加。同样，PLP 影响糖蛋白 IIb 表达，抑制血小板聚集。

（二）吸收与代谢

维生素 B_6 以游离与结合方式存在于食物中。食物中的维生素 B_6 以被动扩散方式在空肠和回肠吸收。吡哆醛激酶使吡哆醛和吡哆胺磷酸化后在黄素依赖酶的作用下转变为 PLP 并转送至肝脏细胞。PLP 与肝脏的脱辅基酶蛋白结合，或释放至血清与清蛋白结合进入组织的线粒体和细胞质。游离吡哆醇则被碱性磷酸酶、肝脏和肾脏的醛氧化酶和吡哆醛脱氢酶降解，生成4-吡哆酸(pyridocine acid，4-PA)和其他无活性的代谢物，经尿排出。少量维生素B_6从大便排出。估计食物中40%～60%的维生素B_6氧化形成4-PA。

(三)病理生理

PLP是色氨酸、蛋氨酸、γ-氨基丁酸代谢的辅酶，色氨酸是各种神经介质的前体，形成过程需烟酸。故维生素B_6缺乏可引起糙皮病样综合征，脂溢性皮炎，舌炎，唇干裂。维生素B_6参与(神经)鞘脂类合成与神经介质代谢有关，维生素B_6缺乏或过量可导致如周围神经病变神经疾病，抑郁、惊厥发作；影响造血系统，可出现为正红细胞、小红细胞。

多种先天性代谢疾病为维生素B_6依赖症。如维生素B_6依赖性癫痫，为常染色体隐性遗传性疾病，由吡哆醇依赖的抑制性神经递质γ-氨基丁酸合成减少而引起。维生素B_6依赖性黄尿酸症由犬尿氨酸酶缺陷引起；胱硫醚尿症由胱硫醚酶缺陷所致；维生素B_6依赖性同型半胱氨酸尿症由胱硫醚β-合成酶缺陷引起。维生素B_6与血红素合成有关，可出现维生素B_6反应性贫血，为小细胞低色素性贫血，由氨基乙酰丙酸合酶缺乏所致。

(四)高危因素

多数食物都含有维生素B_6，原发性维生素B_6缺乏少见。

1.营养不良

维生素B_6的代谢依赖于体内核黄素、烟酸、锌等，故单纯的维生素B_6缺乏罕见，而往往伴有多种营养素的缺乏。贫困地区的儿童有维生素B_6缺乏的风险。

2.疾病

肠道疾病伴有脂肪吸收；肝脏疾病以及酒精中毒损伤肝脏功能；白血病和慢性肾衰竭。

3.药物

口服避孕药、药物(如异烟肼，环丝氨酸，肼屈嗪，青霉胺，以及阿司匹林、对乙酰氨基酚、吲哚美辛、萘普生等非选择性非甾体抗炎药)致维生素B_6失活、消耗过多及需要量增加而导致维生素B_6缺乏。故母亲长期口服避孕药可致母亲与哺乳的婴儿维生素B_6缺乏。母亲妊娠早期呕吐口服大剂量维生素B_6，婴儿出生后可能出现较大剂量的维生素B_6依赖。

4.代谢异常

高碱性磷酸酶水平可诱发吡哆醛降解。内源性或外源性雌激素可直接抑制犬尿氨酸酶产生类似吡哆醛缺乏，改变色氨酸代谢。

（五）流行病学

1.发病率

吡哆醇依赖性惊厥（PDE）是一可治疗的代谢性疾病，发病率与诊断、筛查方法有关[（1∶（20 000～200 000）]。

2.年龄

吡哆醇依赖性惊厥多发生于＜3月龄的婴儿，多见于新生儿。吡哆醇反应性贫血或遗传性铁粒幼性细胞贫血多在生后前几年发病。尽管吡哆醇缺乏可发生在任何年龄人群，但老年人发病率较高。

（六）临床表现

（1）轻度原发性维生素 B_6 缺乏：临床表现为非特异性，表现为舌炎、口角炎、唇干裂、易激惹、抑郁和呆滞等。

（2）严重维生素 B_6 缺乏与维生素 B_6 依赖症有四大临床表现。①婴儿惊厥：可表现为烦躁和全身惊厥发作，并常伴有胃肠道症状和惊恐反应。部分患儿母亲曾在妊娠期以大剂量维生素 B_6 控制孕吐。②周围神经炎：多与药物有关，如异烟肼治疗结核期间可能发生外周神经病变。③皮、黏膜炎：舌炎，口角炎，眼周、鼻周及口周的脂溢性皮炎。④贫血：维生素 B_6 反应性贫血为小细胞、低色素性贫血，血清铁浓度、铁结合蛋白饱和度升高，骨髓和肝脏含铁血黄素沉积。

（七）实验室检查

维生素 B_6 缺乏的临床表现无特异性，常同时存在B族维生素缺乏，或鉴别诊断时需实验室检查。

（八）诊断与鉴别诊断

1.诊断

据病史、临床表现、膳食调查以及治疗可初步诊断，B族维生素试验性治疗结果为诊断的重要依据。

2.鉴别诊断

最常见的疾病包括其他B族维生素缺乏、婴儿惊厥、贫血。

（1）其他B族维生素缺乏：维生素 B_6 缺乏的临床表现无特异性，可能同时存在其他B族维生素缺乏，故应进行排除性实验治疗（如核黄素、烟酸）。

（2）婴儿惊厥：＜3月龄婴儿出现惊厥应排除维生素 B_6 缺乏或依赖症。如排除婴儿惊厥的常见原因(如低钙血症、低血糖、感染)后,可肌内注射吡哆醇100 mg试验性治疗。如果惊厥发作停止,应高度怀疑维生素 B_6 缺乏,并进行实验室检查帮助确诊。

(3)贫血:维生素 B_6 反应性贫血与缺铁性贫血均为低色素性贫血,但维生素 B_6 反应性贫血患儿的血清铁水平常升高,伴转铁蛋白饱和度增高和肠道对铁吸收增加,有铁负荷过多的证据,骨髓、肝脏和其他器官有含铁血黄素沉积。

(九)治疗

维生素 B_6 缺乏主要是替代治疗,吡哆醇剂量与病情有关。同时调整膳食,补充其他维生素,尤其是B族维生素。

所有维生素 B_6 依赖症的治疗均宜寻找个体化的吡哆醇治疗剂量,即维持症状消退又不产生不良反应(外周神经病)。有报道,大剂量维生素 B_6 用于治疗儿童孤独症、腕管综合征、抑郁、高草酸尿症、痛经等,但缺乏临床循证依据。

(十)预防

1.高危人群预防

有报道中国育龄妇女有吡哆醛缺乏的危险,可能与饮食习惯有关。因此,加强妊娠期妇女营养是预防的关键。虽然多年来维生素 B_6 与其他药物联用以控制妊娠早期呕吐,但应避免妊娠妇女过多摄入吡哆醇。因口服大剂量吡哆醇妊娠妇女的婴儿发生吡哆醇依赖性惊厥的风险增加,婴儿生后最初几周内应补充维生素 B_6。高蛋白饮食的人群可能需要额外补充维生素 B_6。应用吡哆醇拮抗剂的特殊药物(如异烟肼、环丝氨酸和青霉胺)治疗时应补充维生素 B_6,如果出现神经系统症状则应口服吡哆醇或减少治疗剂量。

2.营养教育

平衡膳食是预防营养性疾病的关键。烹调、贮存均可使维生素 B_6 丢失,包括冷冻、制成罐头,最多可丢失>50%。植物类食物的维生素 B_6 较动物类食物的维生素 B_6 稳定,如牛奶中的维生素 B_6 在制成奶粉过程损失30%~70%;维生素 B_6 存在于谷类食物中的胚芽层,碾磨过程可使维生素 B_6 减少。猪肉、火鸡、牛肉、香蕉、鹰嘴豆、马铃薯和开心果,营养状况良好母亲的乳汁、婴儿配方、牛奶、谷类食物也是维生素 B_6 的良好来源。

维生素 B_6 对人的健康作用涉及疾病的预防与治疗,过多维生素 B_6 摄入可导致外周感觉神经病或神经退行性变。但进食维生素 B_6 含量丰富的食物不会引发维生素 B_6 过多的不良反应。近年来美国 RDS 和国立卫生研究所

(NIH)推荐成人维生素 B_6 膳食摄入量为 2 mg/d,上限宜<100 mg/d。2013 年中国营养学会推荐成人维生素 B_6 的膳食摄入量为 1.6 mg/d,可耐受最高摄入量为 60 mg/d,婴儿、儿童、青少年核黄素的推荐摄入量为 0.2~1.4 mg/d。

五、维生素 B_{12} 缺乏

维生素 B_{12} 又称钴胺素,是唯一含金属元素的维生素,也是唯一的一种需要肠道分泌物(内源因子)帮助吸收的维生素。钴胺素在体内以甲基钴胺素和腺苷基钴胺素 2 种辅酶形式参与体内生化反应而发挥其生理作用。钴胺素缺乏可致巨幼红细胞贫血,妊娠母亲钴胺素缺乏与胎儿神经管畸形相关。

(一)生理功能

维生素 B_{12} 作为辅酶参与体内两个重要的代谢反应。

1.参与氨基酸合成

甲基钴胺素作为蛋氨酸合成酶的辅酶,从 5-甲基四氢叶酸获得甲基后转而供给同型半胱氨酸,并在蛋氨酸合成酶的作用下合成蛋氨酸。甲基钴胺素可接受甲基四氢叶酸提供的甲基参与合成甲硫氨酸。合成胸腺嘧啶需 5,10 亚甲基四氢叶酸,四氢叶酸是 DNA 合成过程的辅酶。因此,甲基钴胺素与 DNA 合成有关。

2.参与脂肪代谢

甲钴胺素作为甲基丙二酰辅酶 A 异构酶的辅酶,促进甲基丙二酸辅酶 A 转变为琥珀酸辅酶 A 而参与三羧酸循环,与神经髓鞘中脂蛋白形成有关,保持神经纤维髓鞘的完整性。

(二)吸收与代谢

维生素 B_{12} 是粉红色结晶,水溶液在弱酸中相当稳定,强酸、强碱下易分解,日光、氧化剂及还原剂易破坏维生素 B_{12}。身体需要的维生素 B_{12} 不能在体内合成,主要源自动物类食物,部分由肠道微生物合成。

维生素 B_{12} 的吸收可分为内因子依赖途径和非内因子依赖途径。内因子(intrinsic factor,IF)为胃黏膜壁细胞分泌的一种糖蛋白。食物中的钴胺素与蛋白质结合在胃酸、胃蛋白酶及胰蛋白酶的作用下释放钴胺素。释放的钴胺素与 IF 结合,在 cubilin 受体作用下以 IF-钴胺素的形式在回肠末端吸收。此外,维生素 B_{12} 的吸收还有其他非内因子依赖途径,可能与人类进化有关。如 Adkins 的研究发现,人乳中的维生素 B_{12} 与咕啉结合蛋白结合在受体上,受体可介导维生素 B_{12} 的吸收。新生儿胃壁细胞分泌内因子的功能不成熟,新生儿肠壁存在复合

物的受体，以非内因子依赖途径可弥补内因子依赖途径吸收维生素 B_{12} 的不足。人类肠上皮细胞表达的唾液酸糖蛋白受体也可能参与维生素 B_{12} 的非内因子依赖途径。但维生素 B_{12} 吸收的非内因子依赖途径机制目前尚不完全清楚，可能存在特殊维生素 B_{12} 结合蛋白。20 世纪 50 年代后许多研究证实，维生素 B_{12} 的吸收可不完全依赖于内因子和完整的回肠黏膜。如大剂量的钴胺素可通过肠道和口腔黏膜扩散进入体内。Martinot 等采用 Shilling 试验研究维生素 B_{12} 缺乏患者，发现 55%～60%的患者是因食物中的维生素 B_{12} 与食物蛋白分离障碍，仅 6%～17%为内因子缺乏，提示维生素 B_{12} 缺乏的主要原因可能不仅仅是单一的内因子缺乏，而是内因子依赖途径中食物维生素 B_{12} 分离障碍。

被吸收的维生素 B_{12} 一部分贮存在肝脏，另一部分与转钴蛋白Ⅱ（transcobalaminⅡ，TC-Ⅱ）结合随血流运送到组织参与细胞 DNA 的合成代谢。钴胺素进入血循环后与转运蛋白结合，TC-Ⅱ携带钴胺素至细胞表面有 TC-Ⅱ特异受体的组织，如肝、肾、骨髓、红细胞、胎盘等，通过受体介导的内吞作用进入细胞，并将钴胺素转化为活性形式——甲基钴胺素和腺苷基钴胺。血浆中还有其他 2 种钴胺素转运蛋白，即钴胺素转运蛋白Ⅰ和钴胺素转运蛋白Ⅲ（TC-Ⅰ和 TC-Ⅲ），反映钴胺素的组织贮存状况。钴胺素主要从尿液排出，部分从胆汁排出。

钴胺素的肝肠循环对其重复利用和维持体内含量稳定十分重要。体内维生素 B_{12} 贮存在肝脏，每天丢失量仅为贮存量的 0.1%，如吸收不良时体内贮存的维生素 B_{12} 可维持 5～10 年才出现症状。紧张状态下维生素 B_{12} 的需要量显著增加，同样消耗体内维生素 B_{12} 的贮存。

(三)病理改变

钴胺素缺乏通过阻抑甲基化反应，同型半胱氨酸合成蛋氨酸和甲基丙酰辅酶 A 转变为琥珀酰辅酶 A 两个反应的底物总半胱氨酸（total homocysteine，tHcy）和甲基丙二酸（methylmalonic acid，MMA）堆积。tHcy 和 MMA 为神经毒素和血管毒素，引起神经系统一系列病理损害，表现为从末梢神经开始逐渐向中心发展斑状、弥漫性的神经脱髓鞘，累及脊髓和大脑，形成亚急性复合变性。

钴胺素缺乏时叶酸代谢障碍，积累甲基四氢叶酸，致幼稚红细胞内 DNA 合成减少，分裂与增值时间延长，胞核发育落后于胞质血红蛋白生成，形成巨红细胞贫血。

(四)高危因素

1.摄入不足

钴胺素存在于肉、鱼、禽、蛋、奶等各种动物类食物中,因膳食摄入不足而导致缺乏并不多见。严格素食者,可发生维生素 B_{12} 缺乏。如人乳维生素 B_{12} 不足,可导致乳儿维生素 B_{12} 缺乏,多见于有隐性维生素 B_{12} 缺乏、恶性贫血、长期素食、胃肠道手术的乳母,婴儿钴胺素缺乏的临床症状多在4~5月龄时才出现。有报道患有苯丙酮尿症患儿为降低体内苯丙氨酸水平盲目拒绝动物蛋白导致维生素 B_{12} 缺乏。

2.吸收障碍

食物维生素 B_{12} 吸收障碍是60%~70%维生素 B_{12} 缺乏的原因。在维生素 B_{12} 吸收过程中任何辅助因子异常或吸收部位改变都可影响维生素 B_{12} 的吸收,如炎症性肠病(节段性肠炎、新生儿坏死性小肠结肠炎)、回肠末端切除等可影响钴胺素的吸收。内憩室或小肠重复畸形、肠道寄生虫等由过度消耗或分解IF-钴胺素复合体而引起钴胺素缺乏。肠内感染的寄生虫或过度繁殖的细菌都可以与维生素 B_{12} 竞争肠内吸收部位,影响维生素 B_{12} 的吸收。有学者研究发现,幽门螺杆菌感染与维生素 B_{12} 缺乏有相关性,抗生素治疗可改善维生素 B_{12} 水平,但致病机制尚未明确。克罗恩病和乳糜泻患者因回肠吸收面积减少导致维生素 B_{12} 缺乏率增高。

3.先天性维生素 B_{12} 代谢异常

(1)胃IF缺乏或缺陷:先天性恶性贫血是一种罕见的常染色体隐性遗传性疾病,基因定位11q13,内因子编码基因多态性及碱基缺失可导致PA。PA患儿约1岁出现临床症状,与胎儿期贮存钴胺素的消耗一致。少年恶性贫血是发生在较大年龄儿童中的另一种罕见疾病,是一种类似于成人恶性贫血的免疫功能紊乱。胃手术也可导致IF缺乏。

(2)先天性R-蛋白缺乏:一种常染色体显形遗传病,可影响维生素 B_{12} 与内因子结合,致病基因尚未明确。儿童较少见。

(3)TC-Ⅱ异常病:一种常染色体隐性遗传病,*TCN* 2(*OMIM* $_{2}$75350)为致病基因,基因定位22q11.2-qter。有学者认为,TC-Ⅱ亲和力轻微变化与高半胱氨酸血症和先天性神经管缺陷有相关性。细胞外维生素 B_{12} 是通过细胞表面钴胺素-TCⅡ受体进入细胞内,当TC-Ⅱ与维生素 B_{12} 的亲和力降低时维生素 B_{12} 向细胞内转运障碍致细胞内维生素 B_{12} 缺乏,细胞内代谢物堆积引起心血管和神经系统的病理改变，但病变机制尚不清楚。钴胺素的贮存形式 TC-Ⅰ和 T-Ⅲ未受影响，血清钴胺素水平正常。婴儿生后第一周可出现特征性表现，包括生长不良、腹泻、呕吐、舌炎、神经系统异常，以及巨幼红细胞性贫血。当出生后有严重的巨幼红细胞性贫血，血清钴胺素和叶酸水平正常者，排除其他先天性代谢异常时则提示为 TC-Ⅱ缺乏。

(4)细胞内维生素 B_{12} 利用障碍：常染色体隐性遗传病，包括腺苷钴胺素(cblA、cblB)合成异常、甲基钴胺素(cblE、cblG)合成异常或两者(cblC、cblD、cblF)合成均异常 3 种情况。

(5)钴胺素受体缺乏或缺陷：家族性回肠末端 IF-钴胺素受体缺陷为罕见病，发病率约为 1/200 000。由染色体 10p12.1 的 CUBN 基因缺陷引起，导致 IF-钴胺素受体表达下降；部分与蛋白尿(Imerslund-Grasbeck 综合征)相关。

4.药物

有报道服用影响胃酸分泌的药物，如质子泵抑制剂(PPIs)引起维生素 B_{12} 缺乏。长期服用抗糖尿病药、降血糖药(二甲双胍)有对抗钙依赖性回肠膜的作用，影响回肠维生素 B_{12} 的吸收导致轻度维生素 B_{12} 缺乏，补充钙剂可缓解；估计有 10%～30% 服用二甲双胍的患者发生维生素 B_{12} 缺乏。大剂量维生素 C (500 mg)可能对食物中维生素 B_{12} 的利用有不利影响，而且摄取维生素 C 500 mg以上可能发生维生素 B_{12} 缺乏。不适当补给叶酸可能诱导或加重维生素 B_{12} 缺乏。有报道临床上用作麻醉剂的氧化亚氮可与维生素 B_{12} 中的钴元素反应，导致维生素 B_{12} 失去生物活性，引起脊髓变性病变。

(五)流行病学

1.发病率

国外资料显示成人维生素 B_{12} 缺乏的检出率为 20%～50%；儿童维生素 B_{12} 缺乏的检出率为3%～11%，边缘性缺乏的检出率为 22%～33%。2006 年重庆地区调查2～7 岁儿童维生素 B_{12} 缺乏检出率为 4.5%，边缘性缺乏检出率为 10.7%。2008 年北京、珠海、重庆、武汉 4 城市 2～7 岁儿童血清维生素 B_{12} 缺乏检出率为1.5%，边缘性缺乏为 3.2%。估计一般人群发生 PA 约为 0.1%，＞60 岁的老年人则为 1.9%。

2.地区

北欧 PA 发生率较高，特别是挪威和瑞典，可能与有较高的检测意识以及诊断方法先进有关。

3.性别

中国 2006—2008 年调查资料显示，2～7 岁儿童血清维生素 B_{12} 缺乏无明显性别差别。PA 可发生在任何年龄阶段的人群，但多见于 40～70 岁的中老年人，特别是>65 岁的老年人。先天性 PA 出现临床症状的中位年龄为 2 岁(9 月龄至 10 岁)。

4.种族

PA 发病率白色人种较黑色人种高。

(六)临床表现

长期以来巨幼细胞性贫血、神经精神异常为维生素 B_{12} 缺乏的典型临床表现。近年来研究发现，维生素 B_{12} 缺乏不仅损害血液系统，还涉及其他系统功能异常，如成人心脑血管疾病、衰老、认知能力下降和老年痴呆等。近年来研究还发现，儿童维生素 B_{12} 缺乏也可表现为正色素或小细胞性贫血，可能与合并其他类型贫血(缺铁性贫血、地中海贫血)有关。机制不很清楚，可能维生素 B_{12} 缺乏伴有缺铁性贫血时掩盖红细胞巨幼变，或维生素 B_{12} 缺乏患者因红细胞严重巨幼变破碎成红细胞碎片掩盖巨幼变表现有关。有学者认为，仅据巨幼细胞性贫血诊断维生素 B_{12} 缺乏可漏诊 30%的维生素 B_{12} 缺乏患者。维生素 B_{12} 缺乏临床表现复杂性、不典型性也可能与血清维生素 B_{12} 水平检测技术的提高有关，即维生素 B_{12} 缺乏的检出率远高于以临床大细胞贫血为表现的维生素 B_{12} 缺乏。因此，临床诊断维生素 B_{12} 缺乏不宜完全依据经典的临床表现。同时，维生素 B_{12} 缺乏的临床表现与疾病的严重程度有关。轻度钴胺素缺乏的临床表现为非特异性，如乏力、疲劳、生长迟缓或烦躁。其他常见表现包括面色苍白、舌炎、呕吐、腹泻、黄疸等。严重钴胺素缺乏导致巨幼红细胞性贫血和神经系统症状。

1.巨幼红细胞贫血

即大细胞性贫血(MCV>100 fL)，进展期中性粒细胞和血小板亦可下降少量，类似再生障碍性贫血或白血病。血清钴胺素浓度<100 ρg/mL，血清铁和血清叶酸浓度正常或升高，血清乳酸脱氢酶活性明显增强，提示红细胞生成无效。血清胆红素水平可能出现中度升高 34.2～51.3 μmol/L)。

2.神经系统症状

可发生手足对称性麻木、感觉异常、共济失调、肌张力低下、惊厥、发育迟缓、发育倒退，以及神经精神变化。儿童维生素 B_{12} 缺乏首发症状常为神经系统改变而血液系统改变不典型。

(七)实验室检查

目前有血清钴胺素、血清半胱氨酸、甲基丙二酸(MMA)浓度、尿 MMA 测定以及血清全钴胺素转运蛋白Ⅱ等检测方法，但目前公认的仍是以血清维生素 B_{12} 水平为诊断指标。

(八)诊断与鉴别诊断

1.诊断标准

目前对血清维生素 B_{12} 缺乏的判断标准尚有争议。国内教科书多以 200～900 pg/mL 为血清维生素 B_{12} 正常范围，当血清维生素 B_{12} 低于 100 pg/mL 才视为维生素 B_{12} 缺乏。20 世纪 60 年代国外已采用血清维生素 B_{12}＞300 pg/mL为正常、200～300 pg/mL 为边缘性缺乏、＜200 pg/mL 为缺乏的标准。

维生素 B_{12} 缺乏诊断主要依据临床表现、血常规检查及血清钴胺素检测。血清钴胺素水平明显下降时可确定钴胺素缺乏，同时需进一步明确原因。高度疑诊维生素 B_{12} 缺乏的患者可先给予一定量的维生素 B_{12} 进行诊断性治疗。如果维生素 B_{12} 治疗有效，亦可诊断维生素 B_{12} 缺乏。维生素 B_{12} 缺乏的治疗有胃肠外和口服两种途径。但恶性贫血患者有严重维生素 B_{12} 缺乏，口服效果不明显。同时口服剂量和疗程尚亦未标准化，所以口服治疗一般不用于恶性贫血的诊断性治疗。

2.鉴别诊断

钴胺素缺乏需与叶酸缺乏相鉴别，两者均可导致巨幼红细胞贫血，补充叶酸可减轻巨幼红细胞贫血，但不能消除神经系统症状，甚至加重神经系统症状。

(九)治疗

随着对维生素 B_{12} 吸收机制研究的进展，近年来治疗维生素 B_{12} 缺乏已从单一肌内注射发展为肌内注射和口服治疗两种途径。

钴胺素吸收或利用不良的患儿需终身定期进行肌内注射治疗。有研究显示，口服维生素 B_{12} 50 μg/d 可提高血清维生素 B_{12} 水平，提示成人口服维生素 B_{12} 治疗量为推荐摄入量的 40～800 倍。一般国外学者认为，口服补充维生素 B_{12} 的疗程为 1～18 个月。但资料显示，维生素 B_{12} 治疗 2～4 天后一般精神症状好转，网织红细胞增加，6～7 天可达高峰，约 2 周血液学指标可恢复正常。儿童口服补充维生素 B_{12} 的剂量、疗程尚未统一。国内的研究采用 100 μg/d(约为推荐摄入量的 100 倍)，1 个月后血液学指标恢复正常。

(十)预防

1.高危人群

鉴于食品中叶酸强化，应筛查正常红细胞性贫血者维生素 B_{12} 缺乏，而不宜等待发生巨细胞贫血后再做筛查。

对于实行严格素食的妊娠及哺乳母亲的母乳喂养婴儿，应预防性补充钴胺素。但需关注膳食中缺乏动物类食物的贫困地区儿童维生素 B_{12} 缺乏。

2.营养教育

钴胺素广泛存在于各种动物类食物中，平衡膳食可预防缺乏。营养状况良好母亲的母乳中钴胺素含量充足；婴儿配方的钴胺素含量充足，因此乳类喂养可避免维生素 B_{12} 缺乏。老年人维生素 B_{12} 缺乏的主要原因是吸收障碍，而儿童缺乏的原因主要是摄入不足，因此儿童维生素 B_{12} 推荐摄入量及预防、治疗剂量均宜低于成人和老人。2013 年中国营养学会公布了婴儿、儿童、青少年维生素 B_{12} 推荐摄入量。

第三节 维生素 C 缺乏

生物体内维生素 C 是一种抗氧化剂，保护身体免于氧化剂的威胁。维生素 C 的主要作用是参与胶原蛋白的生物合成，此外还参与叶酸代谢、铁的吸收和转运等。维生素 C 即抗坏血酸，是一种有效的还原剂，维生素 C 缺乏可引起坏血病。

一、发展史

1556 冬天是欧洲坏血病流行的高峰，当时很少人知道是因为冬季缺乏水果、蔬菜而暴发的坏血病。很久以后，法国探险家 Jacques Cartier 注意到吃柑橘、柠檬、浆果的水手未患坏血病。1742 年英国医师 James Lind 首先将食物用于坏血病治疗，他将柠檬汁给坏血病患者服用，几次后即痊愈。James Lind 的发现促使人们发现了维生素 C。1884 年英国医师 Thomas Barlow 描述婴儿坏血病的特征，髋与膝半屈“青蛙样”姿势，故又称婴儿坏血病为 Barlow 病。18 世纪后期许多婴儿死于坏血病。19 世纪早期的研究发现，巴氏消毒破坏了婴儿奶中维生素 C，引发坏血病而死亡。人乳喂养的婴儿很少发生坏血病，因人乳含有丰富的维生素 C。1912 年研究显示，注射维生素 C 可治疗患坏血病的豚鼠。19 世纪 30 年代，匈牙利生理学家 Albert Szent-Gyrgyi 发现抗坏血酸，称为维生素 C，1937 年获得诺贝尔奖。

二、生理功能

维生素 C 在人体内有抗氧化,清除氧自由基;促进胶原合成,阻断亚硝胺在体内形成;促进肝内胆固醇代谢等作用。

(一)作为辅酶参与羟化作用

作为多巴胺羟化酶和肽基甘氨酸羟化酶的辅酶是维生素 C 特殊代谢功能。羟化反应是体内许多重要物质合成或分解的必要步骤,如胶原蛋白合成时,多肽链中的脯氨酸及赖氨酸残基必须先分别羟化为羟脯氨酸及羟赖氨酸;神经递质 5-羟色胺及去甲肾上腺素从氨基酸合成时、胆固醇转化为胆汁酸、药物或毒物分解等均经羟化完成。

(二)还原作用

还原作用是维生素 C 的非特异功能,在体内使氧化型谷胱甘肽还原为还原型谷胱甘肽,本身被氧化而发挥抗氧化作用。如体内高浓度的维生素 C 有助于胱氨酸还原为半胱氨酸,两个半胱氨酸组成的二硫键是抗体分子中的重要结构,促进叶酸还原为活性四氢叶酸;使含巯基酶分子中的巯基维持在还原状态从而保持酶活性。维生素 C 使食物中的 Fe^{3+} 还原为易于吸收的 Fe^{2+},维持铁的还原状态,同时与铁螯合,增加铁的吸收。进食时摄入 25 mg 维生素 C,食物中铁的吸收增加 65%;若摄入 1 g 维生素 C,食物铁的吸收可增加 9 倍。

(三)其他

维生素 C 具有解除重金属毒性、预防癌症、清除自由基等作用。

三、吸收与代谢

体内维生素 C 以 L-抗坏血酸(还原型抗坏血酸)和 L-脱氢抗坏血酸(氧化型抗坏血酸)形式存在。血浆维生素 C 约有 80%为还原型,20%为氧化型。抗坏血酸在体内吸收有主动转运与单纯扩散两种形式。人类抗坏血酸在小肠上段刷状缘膜以钠-依赖主动转运形式吸收,基底外侧膜则为不依赖钠转运形式吸收。维生素 C 的吸收与摄入量有关。如摄入 100 mg/d 维生素 C,80%～95%的维生素 C 被吸收;如摄入 1 g 则吸收下降为 50%,摄入 6 g 吸收 25%,摄入 12 g 吸收 16%。未吸收的抗坏血酸被小肠细菌代谢。正常情况血浆中约 5%的维生素 C 为脱氢抗坏血酸。吸收后维生素 C 在体内组织分布不均匀,浓度最高的是腺体组织,如肾上腺和垂体组织抗坏血酸;最低是肌肉与脂肪组织。约 70%的抗坏血酸经血浆和红细胞转运,剩余进入白细胞。不同细胞的维生素 C 浓度相差很大，如单核细胞内抗坏血酸浓度是血浆的80倍，是血小板的40倍，粒细胞是25倍。除白细胞约含总血浆的10%抗坏血酸外，身体无特殊贮存抗坏血酸的器官。人体维生素C库约有1 500 mg维生素C。抗坏血酸在肝脏代谢，肾脏排泄抗坏血酸的阈值约是1.4 mg/100 mL血浆。过量摄入维生素C肾脏排泄不变，或以代谢物排出；但若血浆维生素C浓度下降肾脏排泄维生素C减少。正常情况下，摄入体内的抗坏血酸50%～70%分解代谢为CO_2和草酸，以草酸盐形式排出，可能与草酸盐结石形成有关。身体摄入不足至少3个月后，维生素C下降至350 mg才出现坏血病的临床表现。

四、病理生理

维生素C缺乏可引起胶原蛋白合成异常及其结构缺陷。结缔组织形成障碍，毛细血管脆性及管壁渗透性增加，引起皮肤、黏膜、骨膜下、关节腔及肌肉内出血；或不能形成骨样组织，软骨内成骨无法进行，已经形成的骨小梁也变脆和容易断裂，骨膜松弛发生骨膜下出血，尤其是在股骨和胫骨远端；胶原缺乏使牙齿松动、牙龈充血与水肿。严重维生素C缺乏时可导致骨骼肌变性、心脏肥大、骨髓抑制及肾上腺萎缩。

维生素C缺乏还影响肠道内铁的吸收、血红蛋白合成以及红细胞的成熟；影响免疫球蛋白及神经递质的合成。

五、高危因素

(一)摄入不足

母亲妊娠期维生素C摄入充足，其婴儿出生时有充足的贮存，脐带血浆中的维生素C含量为母亲的2～4倍。但母亲妊娠期及哺乳期维生素C摄入不足可能导致其母乳喂养婴儿维生素C缺乏。加热、烹调可破坏食物中的维生素C。1岁内以纯牛奶喂养的婴儿，或贫困地区购买食物困难，可致维生素C来源匮乏。

(二)需要量增加

妊娠、哺乳及甲状腺功能亢进时维生素C的需要量增加；急性和慢性炎症性疾病、发热、手术以及烧伤也显著增加维生素C的需要量；铁缺乏、寒冷以及蛋白质消耗时维生素C的需要量也可增加。

(三)吸收障碍或丢失增加

腹泻时维生素C随粪便丢失量增加，胃酸缺乏则使维生素C吸收减少，冷或热应激增加维生素C的尿排泄。

(四)遗传因素

有研究证实,人体血浆蛋白的结合珠蛋白(haptoglobin,Hp)存在遗传多态性,其中基因型Hp 2可能在维生素C缺乏发病机制中是一重要的非营养性调节因子。Hp 2-2聚合体较少抑制血红蛋白驱动的氧化应激,导致抗坏血酸消耗。白种人有35%的Hp 2-2,南非和东亚人为50%。提示检测Hp 2-2可能有助于发现临床维生素C缺乏的易感人群。

(五)其他

长期大剂量补充维生素C,体内维生素C的分解代谢及肾脏排泄增加。当突然停止大剂量补充时,易发生维生素C缺乏。妊娠母亲大剂量补充维生素C,其新生儿出生后维生素的需要量增加。

六、流行病学

2003—2004年美国国家健康营养调查资料显示,6岁以上儿童与成人维生素C缺乏率为7.1%,2005—2006年下降为3.6%。英国一项调查显示约20%的低收入人群有维生素C缺乏。

七、临床表现与分类

(一)临床表现

维生素C缺乏引起的坏血病可发生于任何年龄,常见的发病年龄在6~24月龄,若母亲妊娠期维生素C摄入不足则新生儿期就可出现症状。临床表现与严重程度有关。

1.轻度

多为小婴儿早期的维生素C缺乏,临床表现无特异性,易误诊、漏诊为流感或其他自限性疾病:①恶心;②发热;③腹泻;④疲乏;⑤食欲缺乏;⑥无其他原因的不适;⑦肌肉、关节痛;⑧皮肤毛囊周围少量出血点。

2.严重缺乏

为维生素C缺乏的特征性临床表现。

(1)出血:皮肤出血;牙龈肿胀、出血,牙齿松动、脱落;骨膜下出血常见沿胫骨骨干肿胀、压痛、按压有凹陷;其他部位偶见消化道、尿、关节腔出血,严重时可有颅内出血。

(2)肢体疼痛:婴儿下肢常处于髋外展、屈膝位,或“蛙状”以缓解骨膜下出血的疼痛；婴儿拒绝活动下肢，呈假性瘫痪状；伤口愈合慢。

(3)骨骼症状：婴幼儿骨生长障碍。部分婴儿可见第6～8肋骨肋软骨交界处膨大，与佝偻病的肋串珠相似，称为“坏血病串珠”；坏血病串珠产生原因不清楚，可能与呼吸时临时钙化带断裂有关。

(4)贫血：维生素C缺乏影响铁吸收，而长期出血或伴有叶酸缺乏亦可引起贫血。一般为正细胞性贫血，少数为巨幼红细胞贫血。

(5)皮肤、毛发干燥。免疫功能降低，易感染。

3.晚期

出现黄疸、发热、全身水肿、惊厥，致死性并发症为颅内出血或心包积血。

(二)分类

维生素C缺乏的分类主要依据实验室检查结果(表6-8)。

表6-8 维生素C缺乏的分类

		适当	边缘缺乏	缺乏
全血	mmol/L	＞28	7～28	＜17
	mg/L	＞5.0	3.0～5.0	＜3.0
血浆	mmol/L	＞17	11～17	＜11
	mg/L	＞3.0	2.0～3.0	＜2.0
白细胞	pmol/1000 000	＞2.8	1.1～2.8	＜1.1
	mg/1000 000	＞0.5	0.2～0.5	＜0.2

八、实验室检查

(一)检测全血、血浆或白细胞维生素C浓度

这是目前最敏感的评估身体维生素C营养状况的方法。尿负荷试验曾为评估维生素C营养状况的方法，现已少用。

(二)X线表现

严重维生素C缺乏可有长骨X线影像变化。典型的坏血病X线影像变化发生在长骨远端，特别是膝盖部位。

(1)骨干骺端临时钙化带因钙盐沉积呈致密增厚(坏血病白线)；下方是一带状骨质疏松区，称为坏血病带，骨折时可分离或移位；干骺端临时钙化带向侧面、骨膜向上生长形成特征性鹰嘴样突起，称为侧刺；临时钙化带边缘骨皮质和疏松质可呈单侧或双侧缺损，或形成透光裂隙，称为坏血病角。

(2)骨骺中心密度减低,呈毛玻璃状,周围出现致密环。

(3)长骨骨干皮质变薄,骨质减少、骨小梁不清,透亮度增加。

(4)严重坏血病的骨膜下出血的影像学表现不明显;恢复期可见到长骨周围梭状、哑铃状的钙化阴影。坏血病临床症状消退后X线改变仍可持续多年。

九、诊断与鉴别诊断

(一)诊断

据特征性的临床表现,特别是典型的皮肤病变,详细的膳食调查,实验室检查结果可作出诊断。

(二)鉴别诊断

(1)出血性疾病:毛细血管脆性试验,出血、凝血及凝血酶原时间检测等均有助于鉴别诊断。

(2)维生素D缺乏性佝偻病:较少出现下肢肿、不动症状,坏血病的肋串珠较佝偻病肋串珠少见,其角度更尖锐,内侧可扪及凹陷。病史、体检、实验室检查可帮助鉴别(图6-6)。

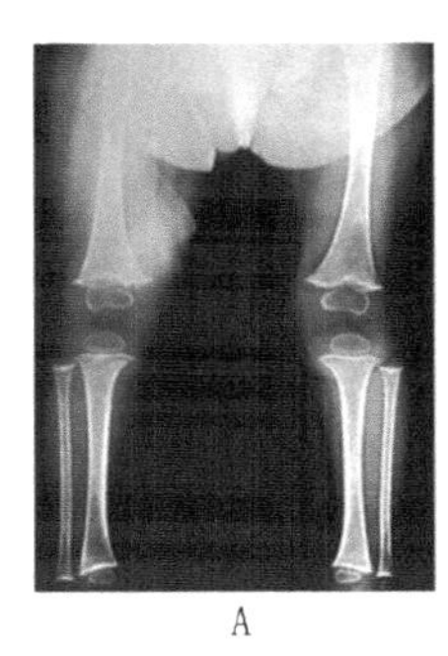

A

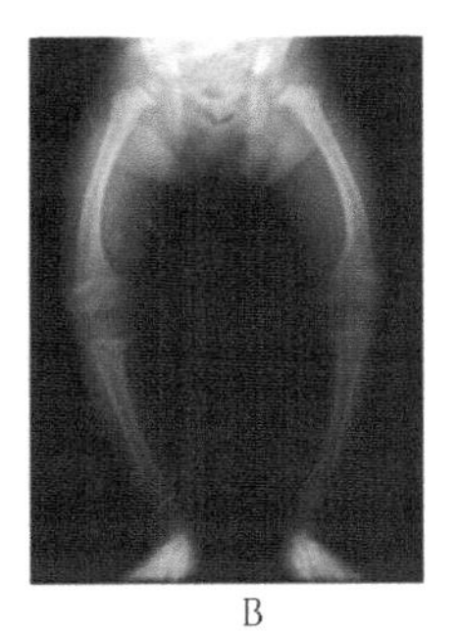

B

图6-6 维生素D缺乏性佝偻病与坏血病下肢X线比较

A.坏血病特征性下肢毛玻璃样骨质减少、坏血病白线和坏血病带;
B.维生素D缺乏性佝偻病下肢干骺端杯口、毛刷改变、骨质疏松

(3)梅毒:最易与坏血病混淆。梅毒患者骨干骺端也可见鹰嘴样突起,但无致密的干骺端线。同时,病史与体征可鉴别,如梅毒发生年龄较早,并伴其他体征。

(4)其他:与关节炎或肢痛症、过敏性紫癜、血小板减少性紫癜等疾病相鉴别。

十、治疗

(一)食物补充

调整膳食,增加新鲜蔬菜和水果的摄入,适当补充多种维生素。

(二)护理

骨骼病变明显的患儿制动,防止骨折及骨骺脱位。牙龈出血者应注意口腔清洁。

(三)抗坏血酸治疗

口服抗坏血酸 100 mg×(3～5)次/天,至总量达 4 g 后减为 100 mg/d;或口服抗坏血酸 1 g×(3～5)次/天,后减速为 300～500 mg/d×1 周,以后以推荐量维持。治疗后出血症状 24 小时、疼痛与发热 48 小时后逐渐缓解;牙龈、皮肤出血症状 10～12 天治愈,但骨膜下血肿消退需要数月。

(四)贫血治疗

合并巨幼红细胞性贫血者应补充适量的叶酸或维生素 B_{12}。

十一、预防

(一)高危人群

需关注长期纯牛奶喂养婴儿、经济困难家庭饮食结构单一、妊娠与哺乳妇女、神经性厌食者、1 型糖尿病、消化道疾病、血液透析与腹膜透析患者的维生素 C 的补充。

(二)营养教育

人类 90%的维生素 C 来源于新鲜蔬菜和水果,特别是柑橘类水果维生素 C 含量丰富。因烹调过程可损失 20%～40%的维生素 C,注意烹调方法,必要时补充维生素 C。

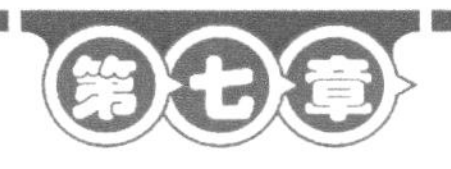

传染性疾病

第一节　流行性腮腺炎

流行性腮腺炎是由腮腺炎病毒引起的急性呼吸道传染病。其临床特征为腮腺(包括颌下腺和舌下腺)的非化脓性肿胀、疼痛和发热,并可累及其他各种腺体及其他器官。传染性仅次于麻疹、水痘。预后良好,感染后可获持久免疫。

一、病因

腮腺炎病毒属副黏液病毒科的单股 RNA 病毒。其直径 100～200 nm,呈球形,只有一个血清型,有 12 个基因型从 A 到 L。对物理和化学因素敏感,加热至 55～60 ℃后 20 分钟即可失去活力,福尔马林或紫外线也能将其灭活,但耐低温,4 ℃可存活 2 个月以上。

二、流行性

人是流行性腮腺炎病毒的唯一宿主,可通过直接接触、飞沫、唾液、污染食具或玩具等途径传播。一年四季均可发生,但以冬春季节为发病高峰。人群对本病普遍易感,感染后可获持久免疫,仅有 1%～2%的人可能再次感染。

三、发病机制及病理

病毒首先侵犯口腔和鼻黏膜,在其局部上皮细胞增生,并释放入血,形成第 1 次病毒血症。病毒经血液至全身各器官,首先累及各种腺体,如腮腺、颌下腺、舌下腺及胰腺、生殖腺等,并在其腺上皮细胞增生,再次入血,形成第 2 次病毒血症,进一步波及其他脏器。

病理特征为腮腺非化脓性炎症,包括间质水肿、点状出血、淋巴细胞浸润和腺泡坏死。腺体导管水肿,管腔内脱落的坏死上皮细胞堆积,使腺体分泌排出受阻,唾液淀粉酶经淋巴系统进入血液而使血、尿淀粉酶升高。此外,其他器官如胰腺、睾丸可有类似病理改变。

四、临床表现

潜伏期14～25天，多无前驱症状。起病较急，可有发热、头痛、咽痛、食欲缺乏、恶心及呕吐等，数小时至1～2天出现腮腺肿大，初为一侧，继之对侧也出现肿大。腮腺肿大以耳垂为中心，并向前、后、下发展，边界不清，局部表面热而不红，触之有弹性感并有压痛。当腮腺肿大明显时出现胀痛，咀嚼或进酸性食物时疼痛加剧。腮腺导管口(位于上颌第二磨牙旁的颊黏膜处)在早期常有红肿。腮腺肿大1～3天达高峰，1周左右消退，整个病程10～14天。

此外，颌下腺和舌下腺也可同时受累。常合并有脑膜炎、胰腺炎和生殖腺炎(多见睾丸炎)。不典型病例可无腮腺肿大，仅以单纯睾丸炎或脑膜炎的症状为临床表现。

五、辅助检查

(一)一般检查

1.血常规检查

白细胞计数大多正常或稍高，淋巴细胞相对增高。

2.血清及尿淀粉酶测定

其增高程度常与腮腺肿胀程度相平行。90%患儿发病早期血清及尿淀粉酶增高，有助于诊断。

3.脑脊液检测

约半数腮腺炎患者在无脑膜炎症状和体征时，脑脊液中白细胞计数可轻度升高。

(二)血清学检查

ELISA检测血清中腮腺炎病毒核蛋白的IgM抗体在临床症状后3天逐渐升高可作为近期感染的诊断；近年来应用特异性抗体或单克隆抗体检测腮腺炎病毒抗原，可作出早期诊断；逆转录PCR技术检测腮腺炎病毒RNA，可提高对可疑患者的诊断率。

(三)病毒分离

可从患儿唾液、尿液及脑脊液中分离出病毒。

六、并发症

流行性腮腺炎是全身性疾病，病毒常侵犯中枢神经系统及其他腺体而出现症状。甚至某些并发症可不伴有腮腺肿大而单独出现。

(一)神经系统

1.脑膜脑炎

较为常见,多在腮腺肿大后 1 周左右出现,也可发生在腮腺肿大前或腮腺肿后 2 周内,临床表现及脑脊液改变与其他病毒性脑膜脑炎相似。疾病早期,脑脊液中可分离出腮腺炎病毒,大多数预后良好,但也偶有死亡及留有神经系统后遗症者。

2.多发性神经炎、脑脊髓炎

偶有腮腺炎后 1～3 周出现多发性神经炎、脑脊髓炎,但预后多良好。肿大腮腺可压迫面神经引起暂时性面神经麻痹,有时出现三叉神经炎、偏瘫、截瘫及上升性麻痹等。

3.耳聋

由听神经受累所致。发生率虽不高(约 1/15 000),但可发展成永久性和完全性耳聋,所幸 75%为单侧,故影响较小。

(二)生殖系统睾丸炎

生殖系统睾丸炎是青春发育期男孩常见的并发症,多为单侧,肿大且有压痛,近半数病例发生不同程度睾丸萎缩,但很少引起不育症。7%青春期后女性患者可并发卵巢炎,表现为下腹疼痛及压痛,目前尚未见到因此导致不孕的报道。

(三)胰腺炎

胰腺炎常发生于腮腺肿大后 3～4 天至 1 周,以中上腹疼痛为主要症状,可伴有发热、呕吐、腹胀或腹泻等,轻型及亚临床型较常见,发生严重胰腺炎的极少见。由单纯腮腺炎即可引起血、尿淀粉酶升高,故血、尿淀粉酶不宜作为诊断依据。血脂肪酶检测有助于胰腺炎的诊断。

(四)其他

还可有心肌炎、肾小球肾炎、乳腺炎、关节炎、肝炎等。

七、诊断及鉴别诊断

依据流行病学史、腮腺及其他唾液腺非化脓性肿大的特点,可作出临床诊断。

对非典型的流行性腮腺炎需依靠血清学抗体 IgM 检查或病毒检测分离

确诊。

鉴别诊断包括其他病原(细菌、流感病毒、副流感病毒等)引起的腮腺炎和其他原因引起的腮腺肿大,如白血病、淋巴瘤及腮腺肿瘤等。

八、治疗

自限性疾病,目前尚无抗流行性腮腺病毒的特效药物。主要是对症治疗,镇痛及退热。急性期应避免食用刺激性食物,多饮水,保持口腔卫生。高热患儿可采用物理降温或使用解热剂,严重头痛和并发睾丸炎者可酌情应用止痛药。此外,也可采用中药内外兼治。对重症脑膜脑炎、睾丸炎或心肌炎者,可短程给予糖皮质激素治疗。此外,氦氖激光局部照射治疗腮腺炎,对止痛、消肿有一定疗效。

九、预防

及早隔离患者直至腮腺肿胀完全消退为止。集体机构的易感儿应检疫3周。流行性腮腺炎减毒活疫苗具有较好的预防效果。此外,对鸡蛋过敏者不能使用腮腺炎减毒活疫苗。

第二节 手足口病

手足口病(hand-foot-mouth disease,HFMD)是由多种人肠道病毒引起的常见传染病,以婴幼儿发病为主。大多数患者症状轻微,以发热和手、足、口腔等部位的皮疹或疱疹为主要特征。少数患儿可出现中枢神经系统、呼吸系统受累,引发无菌性脑膜炎、脑干脑炎、急性弛缓性麻痹、神经源性肺水肿和心肌炎等,个别重症患儿病情进展快,导致死亡。青少年和成人感染后多不发病,但能够传播病毒。引起手足口病的肠道病毒包括肠道病毒71型和A组柯萨奇病毒、埃可病毒的某些血清型。

一、病因

引起HFMD的病原体主要为单股线形小RNA病毒科,肠道病毒属的柯萨奇病毒A组(Coxasckie virus A,Cox A)的2、4、5、7、9、10、16型等,B组(Coxasckievirus B,Cox B)的1、2、3、4、5型等;肠道病毒71型(human enterovirus 71,

EV71);埃可病毒(Echovirus,ECHO)等。其中以 EV71 及 Cox A16 型较为常见。

肠道病毒适合在湿、热的环境下生存与传播,对乙醚、去氯胆酸盐等不敏感,75%乙醇和 5%来苏亦不能将其灭活,但对紫外线及干燥敏感。各种氧化剂(高锰酸钾、漂白粉等)、甲醛、碘酒都能灭活病毒。病毒在 50 ℃可被迅速灭活,但 1 mol浓度二价阳离子环境可提高病毒对热灭活的抵抗力,病毒在 4 ℃可存活 1 年,在 −20 ℃可长期保存,在外环境中病毒可长期存活。

二、流行病学

(一)流行概况

HFMD 是全球性传染病,世界大部分地区均有此病流行的报道。1957 年新西兰首次报道,1958 年分离出柯萨奇病毒,1959 年正式命名 HFMD。1969 年 EV71 在美国被首次确认。此后 EV71 感染与 Cox A16 感染交替出现,成为 HFMD 主要病原体。HFMD 分布广泛,流行无明显的地区性,全年均可发生,一般 4~7 月为发病高峰期。托幼机构等易感人群集中处可发生暴发。肠道病毒传染性强、隐性感染比例高、传播途径复杂、传播速度快,控制难度大,容易出现暴发和短时间内较大范围流行。

(二)传染源

人是人肠道病毒的唯一宿主,患者和隐性感染者为传染源。发病前数天,感染者咽部与粪便就可检出病毒,通常以发病后 1 周内传染性最强。

(三)传播途径

肠道病毒可经胃肠道(粪-口途径)传播,也可经呼吸道(飞沫、咳嗽、打喷嚏等)传播,亦可因接触患者口鼻分泌物、皮肤或黏膜疱疹液及被污染的手及物品等造成传播。尚不能明确是否可经水或食物传播。

(四)易感性

人普遍易感。各年龄组儿童均可感染发病,多发生于学龄前儿童,尤其以 3 岁及以下儿童发病率最高。显性感染和隐性感染后均可获得特异性免疫力,产生的中和抗体可在体内存留较长时间,对同血清型病毒产生比较牢固的免疫力,但不同血清型间无交叉免疫。

三、发病机制及病理

引起 HFMD 的常见病毒是 EV71 及 Cox A16,导致手足口病肺水肿或肺出血死亡的病毒主要是EV71。当肠道病毒通过咽部或肠道侵入易感者体内，在其局部黏膜、淋巴结内增生，然后释放入血，引起第1次病毒血症，继之病毒在全身淋巴结、肝、脾内增生，释放入血，引起第2次病毒血症，到达全身的靶器官。目前肠道病毒导致重症的机制尚不完全清楚，EV71具有嗜神经性，侵犯外周神经末梢，通过逆向神经转运进入中枢神经感系统，直接感染和免疫损伤引起神经系统临床表现；EV71感染导致肺水肿的机制为神经源性。

四、临床表现

潜伏期为2～10天，平均5天，病程一般为7～10天。

(一)普通病例

急性起病，初期有轻度上感症状，部分患儿可伴有咳嗽、流涕、食欲缺乏、恶心、呕吐和头痛等症状，半数患者发病前1～2天或发病的同时有发热，多在38 ℃左右。患儿手、足、口、臀4个部位可出现斑丘疹和/或疱疹，皮疹具有不痛、不痒、不结痂、不结疤的4不特征。疱疹周围可有炎性红晕，疱内液体较少。手、足、口病损在同一患者不一定全部出现。水疱和皮疹通常在1周内消退。

(二)重症病例

少数病例，尤其在<3岁的儿童，病情进展迅速，在发病的1～5天出现神经系统受累、呼吸及循环功能障碍等表现，极少数病例病情危重，可致死亡，存活者可留有神经系统后遗症。①神经系统损害：精神差、嗜睡、易惊、头痛、呕吐、烦躁、肢体抖动、急性肢体无力、肌阵挛、眼球震颤、共济失调、眼球运动障碍、颈项强直等；②呼吸系统表现：呼吸浅快或节律改变，呼吸困难，口唇发绀，咳嗽、有粉红色或血性泡沫痰；③循环系统表现：面色青灰、皮肤花纹、四肢发凉、出冷汗、毛细血管充盈时间延长，心率增快或减慢，血压升高或下降。

五、辅助检查

(一)血常规检查

白细胞计数正常或偏低，病情危重者白细胞计数可明显升高。

(二)血生化检查

部分病例丙氨酸氨基转移酶(ALT)、谷草转氨酶(AST)、肌酸激酶同工酶(CKMB)轻度升高。重症病例可有肌钙蛋白、血糖升高。C反应蛋白一般不升高。

(三)脑脊液检查

在神经系统受累时可表现为外观清亮,压力增高,白细胞计数增多,多以单核细胞为主,蛋白正常或轻度增多,糖和氯化物正常。

(四)胸部 X 线检查

肺水肿患儿可表现为双肺纹理增多,网络状、点片状、大片状阴影,部分病例以单侧为主,快速进展为双侧大片阴影。

(五)磁共振检查

在神经系统受累时可有异常改变,以脑干、脊髓灰质损害为主。

(六)脑电图检查

部分病例可表现为弥漫性慢波,少数可出现棘(尖)慢波。

(七)心电图检查

无特异性改变,可见窦性心动过速或过缓,ST-T 改变。

(八)病原学检测

(1)病毒核酸检测或病毒分离:咽及气道分泌物、疱疹液、粪便和脑、肺、脾、淋巴结等组织标本中肠道病毒特异性核酸阳性或分离到肠道病毒,如 EV71、Cox A16 或其他肠道病毒。

(2)血清学检测:急性期与恢复期血清 EV71、Cox A16 或其他肠道病毒中和抗体有 4 倍或 4 倍以上升高。

六、诊断及鉴别诊断

临床诊断主要依据流行病学资料、临床表现及实验室检查,确诊须有病原学证据。主要依据包括:①以学龄前儿童为主要发病对象,常以婴幼儿多见,在集聚的场所呈流行趋势。②临床主要表现为初起发热,继而口腔、手、足和臀等部位出现斑丘疹及疱疹样损害。

不典型、散在性 HFMD 很难与其他出疹发热性疾病鉴别,须结合病原学及血清学检查作出诊断。HFMD 普通病例常需与其他儿童发疹性疾病相鉴别,如与丘疹性荨麻疹、水痘、不典型麻疹、幼儿急疹、带状疱疹以及风疹等鉴别。可根据流行病学特点、皮疹形态、部位、出疹时间、有无淋巴结肿大以及伴随症状等进行鉴别,以皮疹形态及部位最为重要。最终可依据病原学和血清学检测进行鉴别。

对于HFMD的重症病例要与其他病毒所致脑炎或脑膜炎、肺炎、暴发性心肌炎相鉴别，可根据流行病学史尽快留取标本进行肠道病毒，尤其是EV71的病毒学检查，结合病原学或血清学检查作出诊断。

七、治疗

（一）普通病例治疗

1.加强隔离

避免发生交叉感染，适当休息，清淡饮食，做好口腔和皮肤护理。

2.对症治疗

发热、呕吐、腹泻等给予相应处理。

3.病因治疗

选用利巴韦林等。

（二）重症病例治疗

1.合并神经系统受累的病例

（1）对症治疗：如降温、镇静、止惊（地西泮、苯巴比妥钠、水合氯醛等）。

（2）控制颅高压：限制入量，给予甘露醇脱水，剂量每次0.5～1.0 g/kg，每4～8小时1次，根据病情调整给药时间和剂量，必要时加用呋塞米。

（3）静脉注射丙种球蛋白：每次1 g/kg×2次或每次2 g/kg×1次。

（4）酌情使用糖皮质激素。

（5）呼吸衰竭者进行机械通气，加强呼吸管理。

2.合并呼吸、循环系统受累的病例

（1）保持呼吸道通畅，吸氧。

（2）建立静脉通路，监测呼吸、心率、血压及血氧饱和度。

（3）呼吸衰竭时及时气管插管，使用正压机械通气，根据血气分析随时调整呼吸参数。

（4）必要时使用血管活性药物、丙种球蛋白等。

八、预防

本病至今尚无特异性预防方法。加强监测、提高监测敏感性是控制本病流行的关键。各地要做好疫情报告，托幼单位应做好晨间检查，及时发现患者，采集标本，明确病原学诊断，并做好患者粪便及其用具的消毒处理，预防疾病的蔓延扩散。流行期间，家长应尽量少让孩子到拥挤的公共场所，减少感染的机会。

医院应加强预防,设立专门诊室,严防发生交叉感染。密切接触患者的体弱婴幼儿可酌情注射丙种球蛋白。

第三节 猩 红 热

猩红热是一种由 A 组溶血性链球菌所致的急性呼吸道传染病,其临床以发热、咽峡炎、全身弥漫性红色皮疹及疹退后皮肤脱屑为特征。多见于 5～15 岁的儿童,少数患儿于病后 2～3 周可因为变态反应发生风湿热或急性肾小球肾炎。

一、病因

病原菌为 A 组 β 溶血性链球菌。其直径为 0.6～1.0 μm,依据其表面抗原 M,可分为 80 个血清型。M 蛋白是细菌的菌体成分,对中性粒细胞和血小板都有免疫毒性作用。链球菌能产生 A、B、C 3 种抗原性不同的红疹毒素,其抗体无交叉保护力,均能致发热和猩红热皮疹。此外,该细菌还能产生链激酶和透明质酸酶,前者可溶解血块并阻止血液凝固,后者可溶解组织间的透明质酸,使细菌在组织内扩散。细菌的致热性外毒素可引起发热、头痛等全身中毒症状。

A 组 β 溶血性链球菌对热及干燥抵抗力不强,经 55 ℃处理 30 分钟可全部灭活,也很容易被各种消毒剂杀死,但在 0 ℃环境中可生活几个月。

二、流行病学

猩红热通过飞沫传播,由于这种链球菌在外界环境中普遍存在,以带菌者和不典型病例为主要传染源。被污染的日常用品的间接传播偶可发生,皮肤脱屑本身没有传染性。人群普遍易感,冬春季节为发病高峰期,夏秋季节较少。

三、发病机制及病理

溶血性链球菌从呼吸道侵入咽、扁桃体,引起局部炎症,表现为咽峡及扁桃体急性充血、水肿,有中性粒细胞浸润,纤维素渗出,可为卡他性、脓性或膜性,并可向邻近组织器官扩散,亦可通过血源播散。炎症病灶处溶血性链球菌产生红疹毒素,经吸收后使机体表皮毛细血管扩张,真皮层广泛充血,在毛囊口周围有淋巴细胞及单核细胞浸润,形成猩红热样皮疹。恢复期表皮细胞角化过度,并逐渐脱落形成临床上的脱皮。舌乳头红肿突起,形成杨梅舌。重型患者可有全身淋巴结、肝、脾等网状内皮组织增生，心肌发生中毒性退行性变。部分患者于2～3周后可出现变态反应，主要表现为肾小球肾炎或风湿热。

四、临床表观

(一)潜伏期

通常为2～3天，短者1天，长者5～6天。外科性猩红热潜伏期较短，一般为1～2天。

(二)前驱期

从发病到出疹为前驱期，一般不超过24小时，少数病例可达2天。起病多急骤，当局部细菌繁殖到一定数量，并产生足够的外毒素时即出现症状，有畏寒，高热伴头痛、恶心、呕吐、咽痛等。婴儿在起病时烦躁或惊厥。检查时轻者仅咽部或扁桃体充血，重者咽及软腭有脓性渗出物和点状红疹或出血性红疹，或有假膜形成。颈及颌下淋巴结肿大及压痛。

(三)出疹期

多见于发病后1～2天出疹。皮疹从颈、上胸部开始，然后迅速波及躯干及上肢，最后到下肢。皮疹特点是全身皮肤弥漫性发红，其上有红色点状皮疹，高出皮面，扪之有粗糙感，压之褪色，有痒感，疹间无正常皮肤，以手按压则红色可暂时消退数秒钟，出现苍白的手印，此种现象称为贫血性皮肤划痕，为猩红热的特征之一。在皮肤皱褶处，如腋窝、肘弯和腹股沟等处，皮疹密集成线压之不退，称为帕氏线，为猩红热特征之二。前驱期或发疹初期，舌质淡红，其上被覆灰白色苔，边缘充血水肿，舌刺突起，2～3天后舌苔由边缘消退，舌面清净呈牛肉样深红色，舌刺红肿明显，突出于舌面上，形成"杨梅"样舌，为猩红热特征之三。猩红热患者还可出现口周苍白区，与口周皮肤、面颊部发红的皮肤比较相对苍白。

(四)恢复期

皮疹于3～5天后颜色转暗，逐渐隐退。并按出疹先后顺序脱皮，皮疹越多，脱屑越明显。轻症患者呈细屑状或片状屑。重症患者有时呈大片脱皮，以指、趾部最显。此时全身中毒症状及局部炎症也很快消退。此期1周左右。

除了上述典型的临床表现外，随着细菌毒力的强弱，侵入部位的差异和机体反应性的不同，又有其特殊表现。

(1)脓毒型咽峡炎明显，渗出物多，局部黏膜可坏死而形成溃疡。细菌扩散到附近组织，发生化脓性中耳炎、鼻窦炎、乳突炎及颈部淋巴结炎，重者导致败血症。目前该型已较少见。

(2)中毒型全身中毒症状重，高热 40 ℃以上。往往出现意识障碍、萎靡、嗜睡或烦躁，重者谵妄、惊厥及昏迷。亦可呈循环衰竭及中毒性心肌炎表现。皮疹可为出血性，延时较久，但咽峡炎不明显。此型患者易引起全身或局部的细菌感染性并发症。自抗生素应用以来，已很少见到。

(3)外科型(包括产科型)病原菌通过咽外途径如伤口、产道、烧、烫伤创面或皮肤感染侵入人体引起发病，其皮疹先出现于细菌入侵部位附近，邻近的淋巴结炎较显著，全身症状轻，咽扁桃体无炎症。预后良好。

五、辅助检查

(一)血常规

白细胞计数增加，在$(10\sim20)\times10^9$/L，中性粒细胞可达 80%以上，严重者可出现中毒颗粒。

(二)快速抗原检测

免疫荧光法或乳胶凝集法检测咽拭子或伤口分泌物 A 组 β 溶血性链球菌，用于快速诊断。

(三)细菌培养

从咽拭子或其他病灶内取标本培养，分离出 A 组 β 溶血性链球菌。

六、诊断和鉴别诊断

典型皮疹、帕氏线、“杨梅”舌等是临床诊断猩红热的主要依据，再结合全身症状如发热、咽痛、扁桃体红肿以及流行病学特点，诊断并不难。诊断困难者多是极轻和极重的或就诊时恰在出疹期与脱屑期之间，缺乏显著症状的病例。应仔细询问病史，体检时尤需注意本病特征性表现。咽拭子细菌培养阳性有助于诊断。

本病应与下列疾病作鉴别诊断。

(一)风疹

其皮疹有时与猩红热不易鉴别，但枕后淋巴结肿大，白细胞计数减少，当地流行情况可供鉴别。

(二)麻疹

典型麻疹样皮疹与猩红热样皮疹不相同，但在麻疹前驱期偶或暂现猩红热样的皮疹,反之猩红热患儿四肢有时可见麻疹样皮疹。但麻疹的卡他症状,麻疹黏膜斑,皮疹特点及出疹顺序及疹退后的色素沉着,白细胞计数降低,流行史等有助于鉴别。

(三)药物疹

奎宁、苯巴比妥、磺胺类、安替比林、颠茄合剂、阿托品等药物,有时可致皮肤弥漫性潮红,或可表现为斑丘疹。但缺乏全身症状、无咽峡炎征,皮疹分布不均匀,主要靠仔细询问药物史有助于鉴别。

(四)金黄色葡萄球菌败血症

部分金黄色葡萄球菌可产生红疹毒素也可引起类似猩红热样皮疹,与中毒型猩红热不易鉴别,其皮疹多在起病后 3～5 天出现,持续时间较短,中毒症状更为明显,大多有金黄色葡萄球菌感染灶,最重要的鉴别是病灶的细菌培养、血培养。

七、治疗

(一)一般治疗

供给充分的营养、热量。在发热,咽痛期间可给予流质或半流质饮食,保持口腔清洁,较大儿童可用温盐水漱口。高热者,应物理降温或用退热剂。

(二)抗生素治疗

青霉素能迅速消灭链球菌,预防和治疗脓毒并发症,是治疗猩红热的首选药物。更重要的在于预防并发症如急性肾小球肾炎和急性风湿热的发生。治疗开始越早,预防效果越好,疗程至少 10 天。青霉素过敏者可选用头孢菌素,或酌情选用红霉素、克林霉素,但后者对 A 组溶血性链球菌耐药性很高,需根据药物敏感性结果选用,疗程 7～10 天。

八、预防

(一)早期隔离

患者明确诊断后将患儿进行隔离治疗,由于早期使用抗生素,病原菌很快消失,隔离期限缩短为 1 周。病情不需住院者,尽可能在家隔离治疗。最好咽培养 3 次阴性后解除隔离。

(二)接触者的处理

儿童机构发生猩红热时,应严密观察接触者。认真进行晨间检查,有条件可做咽拭子培养。对可疑猩红热、咽峡炎患者，都应给予隔离治疗。

第四节　原发性肺结核

原发性肺结核是原发性结核病中最常见的一种类型，为结核分枝杆菌初次侵入肺部后发生的原发感染，是小儿肺结核的主要类型，占儿童各型肺结核总数的85.3%。原发性肺结核包括原发复合征与支气管淋巴结结核。前者由肺原发病灶、局部淋巴结病变和两者相连的淋巴管炎组成；后者以胸腔内肿大淋巴结为主。肺部原发病灶或因其范围较小，或被纵隔影掩盖，X线片无法查出，或原发病灶已经吸收，仅遗留局部肿大的淋巴结，故在临床上诊断为支气管淋巴结结核。此两者并为一型，即原发性肺结核。

一、病理

肺部原发病灶多位于胸膜下，肺上叶底部和下叶的上部，右侧较多见。基本病变为渗出、增生、坏死。渗出性病变以炎症细胞、单核细胞及纤维蛋白为主要成分；增生性改变以结核结节及结核性肉芽肿为主；坏死的特征性改变为干酪样改变，常出现于渗出性病变中。结核性炎症的主要特征是上皮样细胞结节及朗格汉斯细胞。

典型的原发复合征呈“双极”病变，即一端为原发病灶，一端为肿大的肺门淋巴结。由于小儿机体处于高度过敏状态，使病灶周围炎症广泛，原发病灶范围扩大到一个肺段甚至一叶。小儿年龄越小，此种大片性病变越明显。引流淋巴结肿大多为单侧，但亦有对侧淋巴结受累者。

原发性肺结核的病理转归如下。

（一）吸收好转

病变完全吸收，钙化或硬结（潜伏或痊愈）。此种转归最常见，出现钙化表示病变至少已有6个月。

（二）进展

（1）原发病灶扩大，产生空洞。

（2）支气管淋巴结周围炎，形成淋巴结支气管瘘，导致支气管内膜结核或干酪性肺炎。

(3)支气管淋巴结肿大,造成肺不张或阻塞性肺气肿。

(4)结核性胸膜炎。

(三)恶化

血行播散,导致急性粟粒性肺结核或全身性粟粒性结核病。

二、临床表现

症状轻重不一。轻者可无症状,一般起病缓慢,可有低热、食欲减退、疲乏、盗汗等结核中毒症状,多见于年龄较大儿童。婴幼儿及症状较重者可急性起病,高热可达 39～40 ℃,但一般情况尚好,与发热不相称,持续 2～3 周后转为低热,并伴结核中毒症状,干咳和轻度呼吸困难是最常见的症状。婴儿可表现为体重不增或生长发育障碍。部分高度过敏状态小儿可出现眼疱疹性结膜炎,皮肤结节性红斑和/或多发性一过性关节炎。当胸内淋巴结高度肿大时,可产生一系列压迫症状:压迫气管分叉处可出现类似百日咳样痉挛性咳嗽;压迫支气管使其部分阻塞时可引起喘鸣;压迫喉返神经可致声嘶;压迫静脉可致胸部一侧或双侧静脉怒张。

体格检查可见周围淋巴结不同程度肿大。肺部体征可不明显,与肺内病变不一致。胸片呈中到重度肺结核病变者,50%以上可无体征。如原发病灶较大,叩诊呈浊音,听诊呼吸音减低或有少许干湿音。婴儿可伴肝大。

三、诊断和鉴别诊断

(一)诊断

早期诊断很重要。应结合病史、临床表现及其有关检查进行综合分析。

1.病史

应详细询问临床症状和卡介苗接种史,结核接触史及有关麻疹或百日咳等传染病既往史。

2.体格检查

应注意检查双上臂有无卡介苗接种后瘢痕;若发现眼疱疹性结膜炎、皮肤结节性红斑者,活动性结核病的可能性较大。

3.结核菌素试验

结核菌素试验为简便实用的诊断方法。结核菌素试验呈强阳性或由阴性转为阳性者,应作进一步检查。

4.X 线检查

对确定肺结核病灶的性质、部位、范围及其发展情况和决定治疗方案等具有重要作用，是诊断小儿肺结核的重要方法之一。最好同时作正、侧位胸片检查，对发现肿大淋巴结或靠近肺门部位的原发病灶，侧位片有不可忽视的作用。

(1)原发复合征：肺内原发灶大小不一。局部炎性淋巴结相对较大而肺部的感染灶相对较小是原发性肺结核的特征。婴幼儿病灶范围较广，可占据一肺段甚至一肺叶；年长儿病灶周围炎症较轻，阴影范围不大，多呈小圆形或小片状影。部分病例可见局部胸膜病变。小儿原发性肺结核在 X 线胸片上呈现典型哑铃状双极影者已少见。

(2)支气管淋巴结结核：小儿原发性肺结核胸部 X 线最为常见者，分为两种类型。①炎症型：淋巴结周围肺组织的渗出性炎性浸润，呈现从肺门向外扩展的密度增高阴影，边缘模糊，此为肺门部肿大淋巴结阴影。②结节型：表现为肺门区域圆形或卵圆形致密阴影，边缘清楚，突向肺野。

除以上肿大淋巴结影像外，胸片常显示伴随影像，如气管、支气管受压、变形、移位，局限性狭窄，气管分支部变宽等。以上影像特别易见于婴幼儿。此改变多由肿大淋巴结压迫或溃入支气管内腔而引起。

如有下列征象可提示原发性肺结核或曾感染肺结核：①肺门影增浓，轮廓不整。②肺野内有钙化点且附近有增粗或僵直的肺纹理。③某些部位肺纹理走行僵直、增粗。横膈位置升高可由胸内或腹内病变引起。在小儿原发性肺结核病例中，增大的肺门和气管旁，尤其是纵隔淋巴结可累及膈神经造成膈神经麻痹，X 线上表现为膈上升，膈活动受限。

CT 扫描可显示纵隔和肺门淋巴结肿大。对疑诊肺结核但胸部平片正常病例有助于诊断。CT 表现为肺门增大、变形、肺门血管移位，纵隔淋巴结肿大，且大都为多个、多组淋巴结肿大，以气管旁侧及肺门组、气管支气管组淋巴结肿大为多见，单侧多于双侧，双侧者则大都不对称，淋巴结内可有钙化。增强扫描后淋巴结周围有环型强化，中心因干酪性坏死呈低密度。

5.纤维支气管镜检查

结核病变蔓延至支气管内造成支气管结核，纤维支气管镜检查可见到以下病变：①肿大淋巴结压迫支气管致管腔狭窄，或与支气管壁粘连固定，以致活动受限；②黏膜充血、水肿、炎性浸润、溃疡或肉芽肿；③在淋巴结穿孔前期，可见突入支气管腔的肿块；④淋巴结穿孔形成淋巴结支气管瘘，穿孔口呈火山样突起，色泽红而有干酪样物质排出。

(二)鉴别诊断

本病在X线检查前,应与上呼吸道感染、支气管炎、百日咳、风湿热、伤寒等相鉴别;在X线检查后应与各种肺炎、支气管扩张相鉴别;胸内淋巴结肿大明显时,应与纵隔良性及恶性肿瘤相鉴别。X线表现为肺不张-肺实变或肺段性结核病者需与异物吸入鉴别。鉴别方法为寻找结核分枝杆菌、结核菌素试验、实验室检查、X线片动态观察及淋巴结活检等。

四、治疗

一般治疗及治疗原则见总论。抗结核药物的应用如下。

选用短程疗法,每天服用INH、RFP和EMB,强化治疗阶段2～3个月后以INH、RFP巩固维持治疗4～6个月。总疗程为6～9个月。

判断小儿活动性结核病的参考指标为:①结核菌素试验强阳性和极强阳性;②未接种卡介苗且<3岁,尤其是<1岁婴儿结核菌素试验中度阳性者;③排出物中找到结核分枝杆菌;④胸部X线检查示活动性原发性肺结核改变者;⑤纤维支气管镜检查有明显支气管结核病变者。

第五节 中毒性细菌性痢疾

细菌性痢疾是由志贺菌属引起的肠道传染病,而中毒型细菌性痢疾则是急性细菌性痢疾的危重型。起病急骤,临床以高热、嗜睡、惊厥、迅速发生休克及昏迷为特征。本病多见于3～5岁体格健康的儿童,病死率高,必须积极抢救。

一、病因及流行病学

本病的病原体为痢疾志贺菌,属肠杆菌的志贺菌属。志贺菌属分成A、B、C、D 4群,A群为痢疾志贺菌,B群为福氏志贺菌,C群为鲍氏志贺菌,D群宋内志贺菌。

我国引起流行的多数为福氏志贺菌,其次为宋内志贺菌。

急性、慢性痢疾病者及带菌者是主要传染源。其传播方式通过消化道传播,可通过污染的水和食物传播,夏秋季节多见,多见于体格健壮的小儿,发病年龄以3～5岁多见。

二、发病机制

目前尚未完全清楚。引起中毒型细菌性痢疾与普通急性细菌性痢疾的机制不同，与机体对志贺菌的毒素反应有关。志贺菌侵袭人体后，细菌裂解，产生大量内毒素和少量外毒素。志贺菌内毒素从肠壁吸收入血，引起发热、毒血症及微循环障碍。内毒素作用于肾上腺髓质及兴奋交感神经系统释放肾上腺素及去甲肾上腺素等，使小动脉和小静脉发生痉挛性收缩。内毒素直接作用或通过刺激网状内皮系统，使组氨酸脱羧酶活性增加，或通过溶酶体释放，导致大量血管扩张物质释放，使血浆外渗，血液浓缩。此外，血小板凝聚，释放血小板因子 3，促进血管内凝血，加重微循环障碍。

中毒型细菌性痢疾的病变在脑组织中最为明显，可发生脑水肿，甚至脑疝，临床表现为昏迷、抽搐及呼吸衰竭，常是导致中毒型细菌性痢疾的死亡原因。

三、病理

中毒型细菌性痢疾的肠道病变轻而不典型，特别在疾病的早期，中毒症状虽极严重，但病理改变并不明显，甚至在死亡病例中，结肠仅见充血、水肿。主要病理改变为大脑及脑干水肿，神经细胞变性及点状出血，肾小管上皮细胞变性坏死，部分肾上腺充血、皮质出血和萎缩。

四、临床表现

潜伏期通常为 1～2 天，但可短至数小时，长达 8 天。

(一)发病特点

起病急骤，突发高热，常在肠道症状出现前发生惊厥，短时期内(一般在数小时内)即可出现中毒症状。起病后体温很快上升至 39 ℃以上，可达 40～41 ℃，可伴有头痛、畏寒等症状，但无上呼吸道感染症状。肠道症状往往在数小时后出现，故常被误诊为其他热性疾病。

(二)分型

根据其临床表现，分为如下几型。

1.休克型(皮肤内脏微循环障碍型)

主要表现为感染性休克。初起面色灰白，唇周青灰，四肢冷，指趾甲发白，脉细速，心率增快。后期出现青紫，血压下降，尿量减少，脉细速或细弱，甚至不能触及，心音低钝，无尿。重者青紫严重，心率减慢，心音微弱，血压测不出。并可同时伴心、肺、血液及肾脏等多器官功能不全的表现。

2.脑型(脑微循环障碍型)

病初起时小儿烦躁或萎靡、嗜睡,严重者出现惊厥。惊厥可反复发作,病初发作前后神志清楚,继之可转入谵妄、昏迷,并可在持续惊厥后呼吸突然停止,这是由脑细胞缺氧引起脑水肿产生脑疝所致。眼底检查可见小动脉直径变细,小静脉淤血扩张。此型较重,病死率高。

3.肺型(肺微循环障碍型)

主要表现为呼吸窘迫综合征。以肺微循环障碍为主,常由中毒型细菌性痢疾的休克型或脑型发展而来,病情危重,病死率高。

4.混合型

上述两型或3型同时存在或先后出现,此型极为凶险,病死率更高。

五、辅助检查

(一)血常规检查

白细胞计数及中性粒细胞增高,但发热仅数小时的患儿可以不高。

(二)大便常规检查

可见成堆白细胞、吞噬细胞和红细胞。尚无腹泻的早期病例,应用生理盐水灌肠后作粪便检查。粪便常规1次正常,不能排除该病的诊断,需要复查。

(三)大便培养

可分离出志贺菌属痢疾杆菌。

(四)特异性核酸检测

采用核酸杂交或聚合酶链反应可直接检查大便中的痢疾杆菌核酸,其灵敏度较高,特异性较强,快捷方便,是较有发展前途的检测方法。

六、诊断及鉴别诊断

3～5岁的健康儿童,夏秋季节突然高热,伴反复惊厥、脑病和休克表现者,均应考虑本病。可用肛拭子或灌肠取便,若镜检发现大量脓细胞或红细胞可作出诊断,但需与下列疾病相鉴别。

(一)上呼吸道感染

初起高热可伴有惊厥,但惊厥很少反复,且高热时及惊厥后精神尚可,面颊潮红,而中毒型细菌性痢疾病者常精神萎靡,面色灰白。还可结合流行病学史以资区别。

(二)流行性乙型脑炎

也有发热、惊厥等表现。但其发热的热度是逐日升高的，初1～2天热度并不很高，神经症状也常在发热1～2天后出现。乙脑很少有循环障碍，脑脊液检查常有异常，而中毒型细菌性痢疾的脑脊液检查无异常可资鉴别。

(三)流行性脑膜炎

也有高热、惊厥、昏迷，亦可伴有面灰肢冷而很快发展为休克，但流脑常伴有呕吐，皮肤瘀点或瘀斑，脑膜刺激征亦较为明显，且多见于冬春季节。脑脊液检查可资区别。

(四)大叶性肺炎、尿道感染或败血症

这类细菌性感染亦常以发高热起病，偶尔也可发生抽搐、面色苍白等中毒症状，鉴别需依赖肺部体征，胸部X线检查，尿常规及血培养等加以区别。

(五)急性出血性坏死性小肠炎

常以发热起病，有血便，粪便具有特殊的臭味，腹痛较剧。热度一般不高，腹泻症状明显，严重时便血较多。休克常出现在后期。

七、治疗

本病病情凶险，必须及时抢救治疗。

(一)降温止惊

可采用物理、药物降温或亚冬眠疗法。持续惊厥者，可用地西泮0.3 mg/kg肌内注射或静脉注射(最大剂量≤每次10 mg)；或用水合氯醛40～60 mg/kg保留灌肠；或苯巴比妥钠肌内注射。

(二)控制感染

通常选用两种痢疾志贺菌敏感的抗生素静脉滴注。因近年来痢疾志贺菌对氨苄西林、庆大霉素等耐药菌株日益增多，故可选用阿米卡星、头孢噻肟钠或头孢曲松钠等药物。

(三)抗休克治疗

(1)扩充血容量，纠正酸中毒，维持水、电解质酸碱平衡。

(2)改善微循环：在充分扩容的基础上，适当应用血管活性药物，如多巴胺、酚妥拉明等。

(3)糖皮质激素可及早应用。地塞米松每次0.2～0.5 mg/kg静脉滴注，每

天1～2次，疗程3～5天。

（四）防治脑水肿和呼吸衰竭

首选20%甘露醇减低颅内压，剂量每次0.5～1 g/kg静脉注射，每天3～4次，疗程3～5天，必要时与利尿剂交替使用。此外，保持患儿呼吸道通畅，保证血氧在正常范围内，若出现呼吸衰竭，及早给予机械通气治疗。

第六节 流行性乙型脑炎

一、概述

流行性乙型脑炎简称乙脑，是由乙型脑炎病毒引起，经蚊传播的一种中枢神经系统急性传染病。因其首先在日本发现，故又名“日本脑炎”。本病流行于夏秋季节。重型患者病死率高，幸存者常留有后遗症。在广泛接种乙脑疫苗后，发病率已明显下降。

二、病因及流行病学特征

乙脑病毒为单股正链RNA病毒，属于黄病毒科黄病毒属，为B组虫媒病毒。乙脑病毒嗜神经性强，抗原性稳定。猪为主要传染源，其次为马、牛、羊和狗，其他如猫、鸡、鸭和鹅等也可感染。蚊虫是主要传播媒介，主要是三带喙库蚊，伊蚊和按蚊也能传播。候鸟及蝙蝠也是乙脑病毒的越冬宿主。人是终宿主，但感染后病毒血症期短暂且病毒载量低，因此不是主要传染源。未见人与人传播的报道。人群普遍易感，多见于10岁以下儿童，病后获得持久免疫力。典型患者与隐性感染者之比为1∶(1 000～2 000)。

三、诊断

（一）病史

夏季发病；居住环境附近有养猪场；有蚊虫叮咬史；未接种乙型脑炎疫苗。

（二）临床表现

潜伏期4～21天，大多为10～14天。大多呈隐性感染或轻症，仅少数出现中枢神经系统症状。

1.临床分期

(1)初热期:病初 3 天,为病毒血症期。有发热、精神差、食欲缺乏、轻度嗜睡及头痛。体温 39 ℃左右持续不退。常无明显神经系统症状,易误诊为上呼吸道感染。

(2)极期:病程第 4～10 天,体温达 40 ℃以上并持续不退。全身症状加重,出现明显神经系统症状及体征。意识障碍加重,渐转入昏迷,并出现惊厥。重者惊厥反复发作,出现肢体强直性瘫痪、昏迷加重、深浅反射消失及颈强直等明显脑膜刺激征。严重者发生脑疝或中枢性呼吸衰竭。

(3)恢复期:极期过后即进入恢复期。体温下降,昏迷者经过短期精神呆滞或淡漠而渐清醒。神经系统体征逐渐改善或消失。重症患者可有中枢性发热、多汗、神志呆滞及反应迟钝,部分记忆力丧失、精神及行为异常,肢体强直性瘫痪或有癫痫样发作。

(4)后遗症期:5%～20%患者有不同程度神经系统后遗症,病程 6 个月后仍不能恢复。主要为意识异常、智力障碍、癫痫样发作及肢体强直性瘫痪等。

2.病情分型

乙脑可分为下列 4 型,以轻型和普通型为多见。

(1)轻型:体温 38～39 ℃,神志清楚,有嗜睡、轻度颈强直等脑膜刺激征,一般无惊厥。病程 1 周,无后遗症。

(2)普通型(中型):体温 39～40 ℃,昏睡、头痛、呕吐,出现浅昏迷。脑膜刺激征明显,深浅反射消失,有 1 次或短暂数次惊厥。病程为 10～14 天,无或有轻度恢复期神经精神症状,一般无后遗症。

(3)重型:体温持续 40 ℃或更高,出现不同程度昏迷、反复或持续惊厥。病程在 2 周以上。部分患者留有不同程度后遗症。

(4)极重型:初热期体温迅速上升达 40.5～41 ℃或更高,伴反复发作难以控制的持续惊厥。于 1～2 天内转入深昏迷,肢体强直,有重度脑水肿表现,可发生中枢性呼吸衰竭或脑疝。病死率高,存活者均有严重后遗症。少数极重型可出现循环衰竭,由延髓血管舒缩中枢严重病变或并发心肌炎和心功能不全所致。

(三)实验室检查

(1)外周血常规:白细胞计数(10～20)$\times 10^9$/L,儿童可达 40$\times 10^9$/L。病初中性粒细胞可高达 80%以上,1～2 天后,淋巴细胞占优势。少数患者血常规始终正常。

(2)脑脊液检查:外观无色透明,压力增高,白细胞计数(50～500)×10^6/L,个别高达1 000×10^6/L,病初1～2天以中性粒细胞为主,以后则淋巴细胞增多。蛋白轻度增高,糖及氯化物正常。极少数脑脊液常规和生化正常。

(四)脑电图和影像学检查

脑电图为非特异性表现,呈弥漫性不规则高幅慢波改变。头颅CT或MRI可见弥漫性脑水肿,可在丘脑、基底节、中脑、脑桥或延髓见低密度影。

(五)病原学检查

病原学诊断依赖病毒分离或脑脊液和血病毒特异性抗原或抗体检测。确诊条件为下列之一:①酶联免疫法在脑脊液或血中检测出特异性IgM抗体;②在组织、血、脑脊液或其他体液分离到病毒或证实病毒特异性抗原或基因片段;③双份血清特异性IgG抗体有≥4倍升高。

四、鉴别诊断

(一)中毒性菌痢

与乙脑季节相同,多见于夏秋季节。但起病急骤,数小时内出现高热、惊厥、昏迷、休克甚至呼吸衰竭。一般不出现颈强直等脑膜刺激征。用生理盐水灌肠,粪便有黏液和脓血,镜检和粪便培养可明确诊断。特殊情况下可进行脑脊液检查,中毒性菌痢脑脊液一般正常。

(二)化脓性脑膜炎

多发生在冬春季节,脑脊液混浊,白细胞计数以万计,中性粒细胞在80%以上,糖明显降低,蛋白增高。脑脊液涂片及培养可检出细菌。

(三)其他病毒性脑炎

腮腺炎病毒、肠道病毒和单纯疱疹病毒等可引起脑炎,应根据流行病学资料、临床特征以及病原学检查加以区别。

五、治疗

重点是把握高热、惊厥、呼吸衰竭这3个主要病证的有效处理。

(一)急性期治疗

1.一般治疗

保证足够营养。高热、惊厥者易有脱水,应静脉补液,补液量根据有无呕吐及进食情况而定,50～80 mL/(kg·d)。昏迷者给予鼻饲,注意口腔卫生。注意观察患者精神、意识、呼吸、脉搏、血压及瞳孔的变化等。

2.对症治疗

(1)高热:室温应维持在25 ℃以下;最好使体温保持在38 ℃左右。每隔2小时测体温,若体温高于38 ℃给予退热药(可采用布洛芬口服和退热栓交替使用)和/或冰袋冰帽等物理降温;若持续性高热伴反复惊厥者可采用亚冬眠疗法:氯丙嗪和异丙嗪各0.5～1 mg/次,肌内注射,间隔2～4小时重复,维持12～24小时。

(2)控制颅内压:首选20%甘露醇(0.5～1 g/kg)30分钟内静脉滴完,间隔4～6小时重复使用;脑疝时剂量增至2.0 g/kg,分2次间隔30分钟快速静脉注射,可先利尿如呋塞米或同时用强心剂。重症病例可短期(<3天)加用地塞米松静脉推注,地塞米松0.5 mg/(kg·d)。

(3)惊厥:用止痉剂如氯硝西泮、水合氯醛及苯巴比妥等。氯硝西泮每次0.03～0.05 mg/kg,静脉缓慢推注,每天2～3次;10%水合氯醛保留灌肠1～2 mL/(次·岁);苯巴比妥10～15 mg/kg饱和量肌内注射,极量0.2 g/次,12小时后5 mg/(kg·d)维持。并针对发生惊厥的原因采取相应措施:如脑水肿者应以脱水治疗为主;气道分泌物堵塞者应吸痰、保持呼吸道通畅,必要时气管插管或切开;由高热所致惊厥者应迅速降温。

(4)呼吸障碍和呼吸衰竭:深昏迷患者喉部痰液增多影响呼吸时,应加强吸痰。出现呼吸衰竭表现者应及早使用呼吸机,必要时行气管切开术。

(5)循环衰竭:如为心源性心力衰竭,应用强心药物如毛花苷C等。毛花苷C:24小时负荷量<2岁0.03～0.04 mg,>2岁0.02～0.03 mg,静脉推注。首次用1/2量,余1/2量分2次用,间隔6～12小时给药。次日给予地高辛维持(1/5～1/4负荷量)。如因高热、昏迷、脱水过多,造成血容量不足而致循环衰竭,则应以扩容为主。先予生理盐水或等渗含钠液10～20 mL/kg,30分钟内输入,仍不能纠正者输注胶体液如清蛋白或血浆。

(二)恢复期及后遗症治疗

重点在于功能锻炼。可采用理疗、针灸、按摩、推拿或中药等。

六、预防

(一)灭蚊

灭蚊为预防乙脑的主要措施。消除蚊虫的滋生地,喷药灭蚊能起到有效作用。使用蚊帐、蚊香,涂擦防蚊剂等防蚊措施。

(二)动物宿主的管理

有条件者最好对母猪进行免疫接种,在乡村及饲养场要做好环境卫生,以控制猪的感染,可有效降低局部地区人群乙脑的发病率。

(三)接种乙脑疫苗

初次免疫年龄为 8 月龄,乙脑灭活疫苗需接种 2 次,间隔 7～10 天;18～24 月龄和 6 岁时各需加强接种 1 剂,保护率为 70%～90%。乙脑减毒活疫苗初次免疫接种 1 次,2 周岁时加强 1 次,2 次接种的保护率达 97.5%。

第七节 流行性脑脊髓膜炎

一、概述

流行性脑脊髓膜炎简称流脑,是由脑膜炎奈瑟菌引起的一种化脓性脑膜炎。

二、诊断

(一)流行病学

人类是唯一传染源,通过飞沫经空气传播,冬春季节多见,可呈散发或大、小流行。儿童发病年龄以 6 个月至 2 岁最高。我国多于冬春季节流行,以 2～4 月份为高峰期。潜伏期 1～7 天。

(二)症状和体征

1.高热及头痛

持续高热,体温多在 39～40 ℃,头痛明显,伴有喷射状呕吐、肌肉酸痛、精神差、食欲缺乏。

2.出血点及瘀斑

全身皮肤黏膜出现瘀点或瘀斑,最早出现在眼结膜和口腔黏膜,病情严重者瘀斑可迅速扩大形成大疱。婴幼儿的临床表现常不典型,除有高热、呕吐、拒乳、尖叫、烦躁、惊厥外,脑膜刺激征不明显。

3.暴发型流脑,出现颅内压增高

表现为剧烈头痛,频繁而剧烈喷射状的呕吐,反复或持续惊厥,迅速陷入昏迷状。脑膜刺激征阳性，严重者出现角弓反张、休克等。呼吸不规则、叹息样呼吸或点头样呼吸等。瞳孔大小不一，对光反应消失。

(三)实验室检查

1.血常规检查

白细胞计数及中性粒细胞明显增高，严重者可有类白血病改变。暴发型患儿白细胞计数可不高，血小板进行性下降。

2.脑脊液检查

早期可仅有压力增高，外观正常，细胞数、蛋白和糖无变化，后期外观变浑浊或呈脓样，细胞数可高达 1×10^9/L 以上，以中性粒细胞为主，蛋白明显增高，糖与氧化物减低。

3.细菌学检查

脑脊液涂片或皮肤瘀点涂片染色镜检可查见脑膜炎球菌并有确诊价值。脑脊液培养需在使用抗菌药物前阳性率高。血培养阳性率低。

4.免疫学检查

利用特异性抗体检测患儿血或脑脊液中的相应抗原，或以特异抗原来检测体内相应抗体对诊断有意义。

三、治疗

(一)抗生素治疗

1.磺胺嘧啶(SD)

每天 0.15～0.2 g/kg 加入葡萄糖溶液静脉滴注，每天总量不超过 6 g，同时口服等量碳酸氢钠，5～7 天为 1 个疗程。

2.复方新诺明

每天 50～60 mg/kg，分 2 次口服。应多饮水，防止磺胺类药在肾脏形成尿路结晶，每天检查尿液。如发现血尿或有磺胺结晶，则暂停用药。

3.青霉素

对磺胺药过敏或使用 24～48 小时病情无好转者，应选用青霉素，每天 $(2\sim4)\times10^5$ U/kg 静脉滴注，分 2～3 次静脉滴注，疗程 5～7 天。

4.氯霉素

较易透过血-脑屏障，适用于不能使用青霉素的患者，每天 25～30 mg/kg，分 2 次静脉滴注。疗程同上。

5.氨苄西林

适用于病情较重,病原尚未明确的婴幼儿,每天150～300 mg/kg静脉滴注。

6.头孢噻肟钠

以上治疗效果欠佳可选用,每天剂量100 mg/kg,分2次静脉滴注。

(二)对症治疗

1.降温

物理降温,也可用药物降温。惊厥时可给10%水合氯醛灌肠或地西泮注射。

2.暴发型流脑的治疗

脱水治疗,20%甘露醇0.5～1.0 g/kg,快速静脉滴注。根据病情每3～4小时1次,直至呼吸恢复正常。症状好转,可逐渐减量或延长给药间隔至停药。使用时注意尿量变化,防止由大剂量甘露醇引起的急性肾衰竭。也可与50%葡萄糖溶液交替使用。必要时可用呋塞米(速尿)。

3.肾上腺皮质激素

可减轻毒血症和颅内高压,常用地塞米松静脉滴注。

4.给氧、吸痰

头部降温并给予呼吸兴奋药,呼吸停止者应立即行气管插管或气管切开。

免疫系统疾病的中西医结合治疗

第一节 变应性紫癜

变应性紫癜又名亨-舒综合征，是一种以小血管炎为主要病变的变态反应性疾病。IgA 免疫复合物在皮肤、关节、胃肠道和肾脏等处小血管的血管壁内沉积，导致血管损伤，形成具有本病特点的全身性小血管炎。表现为典型的皮肤紫癜、关节肿痛、腹痛、便血和肾小球肾炎等改变。皮肤紫癜是诊断本病的必备条件。皮肤紫癜伴发关节肌肉症状者称为 Schonlein's purpura。皮肤紫癜伴发胃肠症状者称为 Henoch's purpura。兼有关节肌肉及胃肠症状者，称为 Schonlein-Henoch's purpura。皮肤紫癜伴有肾脏损害者，简称为紫癜性肾炎。

变应性紫癜属于中医学“血证”“紫癜”“肌衄”“葡萄疫”等范畴。

一、中医病因病机

中医学认为，本病乃病邪侵扰机体，损伤脉络，离经之血外溢肌肤黏膜而成。其病因以感受外邪、饮食失节、瘀血阻滞、久病气虚血亏为主，临床以阳证、热证、实证为多，若迁延不已、反复发作则表现为虚证及虚实夹杂之证。

变应性紫癜、皮肤紫癜、皮疹多形易变、关节肿痛发无定处并伴有皮肤瘙痒，符合“风者，善行而数变”及“无风不作痒”的风性特点。由于小儿形气未充，脏腑娇嫩，经脉未盛，卫外不固，易受外邪侵袭。风热之邪从口鼻而入，与气血相搏，灼伤脉络，导致血不循经，渗于脉外，溢于肌肤，积于皮下，则出现紫癜。气血瘀滞肠络，中焦气血受阻遏则腹痛便血；若风热夹湿，或与内蕴之湿热相搏，下注膀胱，灼伤下焦之络，则尿血；瘀滞于关节内，则关节肿痛；瘀热在里，可使病情反复发作，迁延日久。六淫之邪易从火化，若热毒内扰，湿热素盛，日久郁热化毒化火动血，灼伤络脉，迫血妄行，血液溢出常道，外渗肌肤则为紫癜；从清窍而出则为鼻衄；损伤胃络，热结阳明则吐血；热邪循胃之脉络上行至齿龈伤及阳络则为齿衄;下注大肠或膀胱伤及阴络则便血、尿血等。湿热下注,则下肢水肿。若热毒炽盛,内迫营血,内扰心神,可出现烦躁不安、神昏。

小儿脾常不足,若饮食不节或食入不适之品,可导致脾胃运化失司,内热聚生,外发肌肤,迫血外溢而成紫癜。正气不足也是导致本病的重要因素。若禀赋不足,或疾病反复发作,气血耗损,虚火内生,瘀阻脉络,脏腑受累,使气不能摄血,脾不能统血,血失统摄,不循常道,溢于脉外,留于肌肉脏腑之间而出现紫癜、便血、尿血等气滞血瘀证。

变应性紫癜初起由感受外邪、灼伤血络所致,甚则导致热毒内盛,迫血妄行。若日久不愈,或反复发作,则又表现为气血亏虚,瘀阻脉络,成难治之证。

二、西医病因

西医学对变应性紫癜的发病机制至今尚不完全清楚。目前仍认为 IgA 在发病机制中起重要作用,B 淋巴细胞多克隆活化为其特征,患儿 T 淋巴细胞和单核细胞 CD40 配体过度表达,促进 B 淋巴细胞分泌大量 IgA 和 IgE。30%~50%患儿血清 IgA 浓度升高,急性期外周血 IgA+B 淋巴细胞数、IgA 类免疫复合物或冷球蛋白均增高,IgA、补体 C_3 和纤维蛋白沉积于肾小球系膜、皮肤和肠道毛细血管,提示本病为 IgA 免疫复合物疾病,属于Ⅲ型变态反应病。目前的研究倾向于循环中大多产生 IgA 的 B 细胞,其来源于黏膜,由于反复或持续的对黏膜表面的刺激,可使黏膜 B 细胞激活并增生,并向产生 IgA_1 的浆细胞转化;这些 B 细胞进入循环后部分贮留于骨髓,造成患儿骨髓中 IgA_1 浆细胞增高并产生大量 IgA_1 入血。故黏膜是首先接触抗原并产生 IgA_1 的部位,造成血中 IgA_1 升高及系膜区 IgA_1 沉积的原因则是随后骨髓浆细胞长期过度分泌的结果。

本病确切的病因尚未明确,但有证据表明与 IgA 免疫复合物有关。推测变应原进入机体后,产生变态反应,主要是速发型变态反应和抗原-抗体复合物反应。推测其常见的变应原有以下 4 种。

(一)感染

有细菌、病毒、寄生虫等。A 组溶血性链球菌感染所致的上呼吸道感染、化脓性扁桃体炎是公认的重要的变应原,占全部变应原的 1/3 以上,但仅有 1/4~1/3 患者能培养出链球菌,抗链球菌“O”抗体滴度也仅在 1/3 病例中增高,与正常人无显著差异。也有报道发生在腺病毒所致的上呼吸道感染之后。临床上发现变应性紫癜春冬季节为发病高峰期,提示与微生物感染有关。

(二)食物

牛奶、鸡蛋、鱼、虾、蟹以及某些水果等均可作为食物变应原引起变应性紫癜,有的地区食物过敏致病的可能性大于感染组变应原,牟爱芹报道变应性紫癜患者皮肤牛奶的阳性率高达50%。

(三)药物

对抗生素、磺胺、巴比妥、阿司匹林等药物过敏。

(四)其他

如对生物制品、昆虫叮咬、寒冷刺激等的过敏。然而,除少数患者与食物过敏、昆虫叮咬、药物、接触某些化学物等有直接关系外,大多数病例查不到所接触的抗原。因此目前在临床上要查明每个患者的变应原十分困难。

综上所述,变应性紫癜的发病机制可能为各种刺激因子,包括感染原和变应原作用于具有特异体质的个体,激发B细胞克隆扩增,导致IgA介导的系统性血管炎。

三、病理

变应性紫癜的病理变化为广泛的白细胞碎裂性小血管炎,以毛细血管炎为主,亦可波及小静脉和小动脉。血管壁可见胶原纤维肿胀和坏死,中性粒细胞浸润,周围散在核碎片;间质水肿,有浆液性渗出,同时可见渗出的红细胞;内皮细胞肿胀,可有血栓形成。病变累及皮肤、肾脏、关节及胃肠道,少数涉及心、肺等脏器。在皮肤和肾脏荧光显微镜下可见IgA为主的免疫复合物沉积。变应性紫癜肾炎的病理改变可见:轻者可为轻度系膜增生、微小病变、局灶性肾小球肾炎,重者为弥漫增生性肾小球肾炎伴新月体形成。肾小球IgA性免疫复合物沉积也见于IgA肾病,但变应性紫癜和IgA肾病的病程全然不同,不似同一种疾病。

四、临床表现

多为急性起病,各种症状可以不同组合,出现先后不一,首发症状以皮肤紫癜为主,少数病例以腹痛、关节炎或肾脏症状首先出现。起病前1～3周常有上呼吸道感染史。可伴有低热、食欲缺乏、乏力等全身症状。

(一)皮肤紫癜

反复出现皮肤紫癜为本病特征,多见于四肢及臀部,对称分布,伸侧较多,分批出现,面部及躯干较少。初起呈紫红色斑丘疹,高出皮面,压之不褪色,数天后转为黯紫色,最终呈棕褐色而消退。少数重症患儿紫癜可融合成大疱伴出血性坏死。皮疹很少波及躯干，面部、耳郭偶见，部分病例可伴有荨麻疹和血管神经性水肿，表现为手足和肢体远端肿胀疼痛，有些患儿出现头皮水肿。皮肤紫癜一般在 4～6 周后消退，少数达数月。部分患儿间隔数周、数月后又复发。

(二)胃肠道症状

约见于 2/3 的病例。由血管炎引起的肠壁水肿、出血、坏死或穿孔是产生肠道症状及严重并发症的主要原因。一般以阵发性剧烈腹痛为主，常位于脐周或下腹部，疼痛，可伴呕吐，但呕血少见。部分患儿可有黑便或血便，偶见并发肠套叠、肠梗阻或肠穿孔者，极个别病例以腹痛为首发症状，并因此被误诊为急腹症而行手术治疗。在变应性紫癜复发时，血便少见。

(三)关节症状

约 1/3 病例可出现膝、踝、肘、腕等大关节肿痛，活动受限。关节腔有浆液性积液，但一般无出血，可在数天内消失，不留后遗症。髋关节及上肢关节极少受累。

(四)肾脏症状

30%～60%病例有肾脏受损的临床表现。多发生于起病 1 月内，亦可在病程更晚期，于其他症状消失后发生，少数则以肾小球肾炎作为首发症状。肾脏症状与肾外症状的严重程度无一致性关系。多数患儿出现血尿、蛋白尿和管型尿，伴血压增高及水肿，称为紫癜性肾炎；少数呈肾病综合征表现。肾脏症状绝大多数在起病 1 个月内出现，亦可在病程更晚期发生，少数发展为肾小球肾炎，常死于慢性肾衰竭。

(五)其他表现

偶可发生颅内出血，导致惊厥、瘫痪、昏迷、失语。出血倾向包括鼻出血、牙龈出血、咯血、睾丸出血等。偶尔可累及循环系统而发生心肌炎和心包炎，累及呼吸系统发生喉头水肿、哮喘、肺出血等。亦有合并肺炎的报道。

五、辅助检查

尚无特异性诊断试验，以下试验有助于了解病程和并发症。

(一)血常规

白细胞计数正常或增加，中性嗜酸性粒细胞可增高；除非严重出血，一般无贫血。血小板计数正常甚至升高，出血和凝血时间正常，血块退缩试验正常，部分患儿毛细血管脆性试验阳性。

(二)尿常规

可有红细胞、蛋白尿、管型尿,重症有肉眼血尿。

(三)大便

大便隐血试验阳性。

(四)血沉

血沉轻度增快,血清 IgA 升高,IgG 和 IgM 正常,亦可轻度升高。

(五)腹部超声波

腹部超声波检查有利于早期诊断肠套叠,头颅 MRI 对有中枢神经系统症状的患儿可予以确诊,肾脏症状较重和迁延者可行肾穿刺以了解病情并给予相应的治疗。

六、诊断

典型病例诊断不难,若临床表现不典型,皮肤紫癜未出现时,容易被误诊为其他疾病。须与特发性血小板减少性紫癜、风湿性关节炎、败血症、其他肾脏疾病和外科急腹症等相鉴别。

七、治疗

变应性紫癜因涉及脏腑不同而在临床上有多种不同证候。初期属实者多,治疗以清热凉血为主;病程迁延,长期反复发作者,多属虚证,治当以益气、滋阴清热为主。本病西医无特效治疗,中医治疗有效,但若合并颅内出血、肾衰竭、肠套叠等严重并发症时,则应中西医结合抢救治疗。

(一)中医辨证治疗

早期以祛风清热解毒、凉血止血为法,久病以补虚为原则,而紫癜已成,说明血已离经而成“瘀”,各证的治疗又需配合活血祛瘀以期瘀去而新生。

1.风热伤络

证候特点:紫癜以下肢和臀部多见,颜色鲜红,形状大小不一,伴瘙痒,发热,微恶风寒,咳嗽,咽痛,或伴关节肿痛、腹痛、便血等症,舌红,苔薄黄,脉浮数。

治法:清热解毒,凉血祛风。

代表方剂:银翘解毒汤。

常用药物:金银花 15 g,连翘 15 g,牛蒡子 9 g,紫草 15 g,荆芥 9 g,防风 6 g,地肤子 9 g,生地黄 15 g,牡丹皮 10 g,赤芍 10 g,桔梗 6 g,甘草 3 g,蝉蜕 10 g。

每天1剂,水煎服。

方解:方中金银花、连翘轻宣解表,清热解毒为主药;牛蒡子、荆芥、防风、地肤子疏风清热;紫草凉血退疹;桔梗清热利咽;生地黄、赤芍、牡丹皮凉血止血;蝉蜕助疏风;甘草调和诸药。诸药合用,共奏祛风散邪、清热解毒、凉血止血之功。

加减:皮疹、皮肤痒甚者,加白鲜皮、浮萍,以加强祛风止痒;关节肿痛者,可加当归、红花、川芎、牛膝以活血祛瘀;腹痛者,加白芍,倍甘草以缓急和中;尿血者,加大小蓟、白茅根、茜根凉血止血。

2.血热妄行

证候特点:起病急骤,出血较重,皮肤瘀斑成片,色深紫,多伴鼻衄、齿衄、便血、尿血等,壮热烦渴,关节肿痛,或见腹痛,大便干结,小便短赤,舌红绛,苔黄,脉滑数。

治法:清热解毒,凉血止血。

代表方剂:清瘟败毒散加减。

常用药物:水牛角20 g(先煎),生石膏20 g,生地黄12 g,玄参12 g,知母10 g,赤芍10 g,牡丹皮10 g,黄连5 g,黄芩10 g,连翘10 g,栀子10 g,甘草5 g。每天1剂,水煎服。

方解:方中水牛角、生石膏清热泻火,凉血解毒为主药;生地黄、玄参清热凉血,助水牛角清解血分热毒,并能养阴;赤芍、牡丹皮清热凉血,活血散瘀,既能增强凉血之力,又可防止瘀血停滞;知母苦寒以清泄肺胃之热,质润以滋其燥;黄连泻心火,黄芩泻上焦之火,连翘清心透热,栀子通泻三焦之火,导火下行;甘草调和诸药。诸药合用,清热泻火以解毒,凉血止血以救阴。

加减:出血症状明显,加强凉血止血,酌加藕节炭、地榆炭、茜根、白茅根、仙鹤草、大小蓟等;便秘者,加大黄清热泻下;瘀血明显者,加丹参、当归、川芎活血祛瘀;邪陷心包、神昏谵语者,加服安宫牛黄丸或紫雪散。

3.瘀血阻络

证候特点:病程较长,反复发作,紫癜色紫黯或紫红(多见于关节周围),关节疼痛,或伴腹痛,尿血,舌黯红或有瘀斑,脉涩或弦。

治法:活血化瘀,祛风利湿。

常用药方:桃红四物汤加味。

常用药物:桃仁9 g,红花6 g,当归9 g,川芎6 g,生地黄12 g,赤芍10 g,土茯苓15 g,紫草10 g,防风9 g,苍术9 g,牡丹皮10 g,蝉蜕10 g。每天1剂,水煎服。

方解：方中桃仁、红花、当归、川芎、赤芍活血化瘀为主药；生地黄、牡丹皮、紫草凉血消斑；土茯苓、苍术、防风、蝉蜕祛风除湿。诸药合用，则风、湿、热、瘀并除。

加减：上肢关节肿痛者，加桑枝、羌活以祛风通络；下肢关节肿痛者，加川牛膝；湿热痹阻，见四肢沉重、关节肿胀灼热者，合四妙丸以清热化湿。

4.胃肠瘀热

证候特点：下肢皮肤满布瘀斑紫斑，腹部阵痛，口臭纳呆腹胀，或齿龈出血，大便溏，色黯或褐紫，或便下蛔虫，舌红，苔黄，脉滑数，常有饮食不当的病史。

治法：清肠泄热，破瘀化斑。

代表方剂：大黄牡丹汤加减。

常用药物：大黄 10 g(后下)，牡丹皮 10 g，桃仁 10 g，冬瓜仁 15 g，葛根 15 g，黄连 6 g，防风10 g，黄芩 10 g，甘草 6 g，蝉蜕 10 g。每天 1 剂，水煎服。

方解：方中大黄泻肠胃灼热瘀结，清热解毒，牡丹皮清热凉血，两药合用，苦辛通降下行，共泻瘀热，为主药；桃仁性善破血，协主药活血散瘀滞，并能通便；冬瓜仁清肠中湿热，排脓消痈；葛根清热解表，长发脾胃清阳之气；黄芩、黄连性寒清胃肠之热，味苦燥胃肠之湿；防风、蝉蜕祛风散热；甘草和中，协调诸药。诸药合用，共成清泻胃肠积热，活血破瘀凉血消斑之剂。

加减：血热重者，出血明显，加水牛角以凉血止血；腹痛甚者，加炒白芍缓急止痛。

5.气不摄血

证候特点：病程较长，紫癜反复发作，迁延不愈，瘀点瘀斑隐约散在，色较淡，面色少华，神疲气短，食欲缺乏，头晕心悸，舌淡，苔薄，脉细无力。

治法：健脾益气，养血活血。

代表方剂：八珍汤加味。

常用药物：党参 12 g，白术 9 g，茯苓 12 g，黄芪 12 g，当归 9 g，木香 5 g(后下)，川芎 6 g，生地黄 12 g，白芍 9 g，炙甘草 6 g，丹参 9 g。每天 1 剂，水煎服。

方解：方用党参、黄芪健脾益气以摄血，为主药；茯苓、白术健脾燥湿；当归、白芍养血和营；川芎行气活血；生地黄、丹参凉血活血；木香健脾理气，使补而不滞；甘草和中，调和诸药。全方共奏健脾益气，养血活血之功。

加减：出血多时，加云南白药、仙鹤草、蒲黄炭活血止血；血尿者，加茜草根、白茅根、藕节增强凉血止血；蛋白尿明显时，加益母草。

6.肝肾阴虚

证候特点:皮肤瘀斑色黯红,时发时隐,或紫癜已消失,但仍伴腰膝酸软,五心烦热,潮热盗汗,头晕耳鸣,口燥咽干,大便干燥,血尿较长时间不消失,尿检见红细胞管型尿及蛋白尿,舌红少津,脉细数。

治法:滋阴降火,凉血止血。

代表方剂:大补阴丸合二至丸加减。

常用药物:黄柏 10 g,知母 10 g,熟地黄 12 g,龟甲 15 g(先煎),牡丹皮 10 g,女贞子 10 g,墨旱莲 10 g,玄参 10 g,茜草根 15 g。每天 1 剂,水煎服。

方解:方用龟甲、熟地黄滋阴潜阳以制虚火为主,配以黄柏、知母清泄相火而保真阴;墨旱莲、女贞子益肝肾、补阴血;牡丹皮、玄参、茜草根凉血止血。全方合用,以成滋阴降火、凉血止血之剂。

加减:阴虚发热明显,加鳖甲、地骨皮、银柴胡清虚热;尿中红细胞较多,经久不消失,加服田七末或云南白药。

(二)中成药

1.防风通圣丸

每次 6 g,每天 3 次,适用于风热伤络发热恶寒、皮肤瘙痒、关节肿痛及大便燥结者。

2.荷叶丸

具有清热凉血,散瘀止血功效。适用于本病属血热者。3～6 岁每服1/3 丸,6～9 岁每服1/2 丸,10 岁以上每服 1 丸,每天 2～3 次。

3.维血宁冲剂

具有补血活血,清热凉血之功。适用于本病属气阴两虚者。3～6 岁每服 5 g,6～9 岁每服10 g,10 岁以上每服 15 g,每天 2～3 次。

4.归脾丸

具有益气养血之功。适用于本病日久不愈,气虚无力摄血者。3～6 岁每服 1/3 丸,6～9 岁每服1/2 丸,9 岁以上每服 1 丸,每天 2～3 次。

(三)针灸疗法

主穴:曲池、足三里。

备用穴:合谷、血海。

先用主穴,效果不理想时加备用穴,有腹痛者加刺三阴交、太冲、内关。

(四)西医治疗

目前尚无特效疗法,以综合治疗为主。

1.一般疗法

(1)急性期应卧床休息,饮食宜用低蛋白、少渣半流质食物。有消化道出血者,如腹痛轻、大便潜血阳性可食用流质食物;腹痛重,有肉眼血便者,应禁食。慎用或禁食可能导致本病的药物及食品。

(2)彻底清除体内感染灶,这是治愈本病的关键一环。发病前如有细菌感染,应用青霉素治疗10天,有寄生虫感染者应服驱虫药。

2.激素疗法

一般病例无须用激素治疗,对严重血管神经性水肿、关节肿痛、胃肠道出血等可酌情应用。肾上腺皮质激素能抑制抗原-抗体反应,具有抗过敏及改善血管通透性的作用。用法及用量:常用泼尼松每天1～2 mg/kg口服,或氢化可的松每天5～10 mg/kg静脉滴注,症状缓解后逐渐减量停药。对严重肾脏损害者可采用甲泼尼龙冲击疗法每次剂量15～30 mg/kg,连用3天或隔天用药1次,3次为1个疗程。

3.免疫抑制剂

对紫癜肾采用其他方法无效时可用免疫抑制剂,与肾上腺皮质激素合用常能提高疗效。常用药物:环磷酰胺每天2～3 mg/kg,连用数周至数月,对肾病综合征疗效较好;硫唑嘌呤每天2～3 mg/kg。在用药过程中要根据血常规变化随时调整剂量。

4.其他疗法

(1)抗组胺类药物:此类药物能降低机体对组胺反应和毛细血管通透性,可能减轻症状,常用药物有盐酸苯海拉明、布克利嗪、氯苯那敏及阿司咪唑等。

(2)维生素C及芦丁C:可增强毛细血管张力,降低毛细血管通透性及脆性,可作为一种辅助治疗措施。

(3)普鲁卡因封闭疗法。

第二节　变应性鼻炎

一、中医病因

中医认为本病的病因有内外之分。

(一)外因

为风、冷、热、异气等外邪乘虚从鼻窍而入,袭于肺脏,导致肺失宣肃,水道失于通调,津液停聚,壅塞鼻窍而发病。

(二)内因

为先天禀赋不足,或后天因饮食不节,恣食肥甘厚味或进食海腥发物,导致脾失健运,积湿蕴热;湿热伏于肺,导致肺、脾、肾三脏虚损;肺失于通调水道,津液内停,壅塞于鼻窍而致病。

因此本病的发生以机体的内因为本,外因为标,临床上以虚证表现居多。

二、西医病因

西医认为引起本病的因素有很多,变应原是诱发本病的直接原因。患儿多为易感个体,即特应性体质。某些变应原对大多数人无害,但一旦作用于易感个体可即诱发变态反应。

(一)遗传因素

本病与其他变应性疾病一样,内在因素是基因的变异。比较肯定有关的为来自母系位于11对染色体长臂q段上的变异。许多患儿家族成员中也有过敏性疾病。一项对同卵双生儿的调查研究表明同时患有变异性鼻炎的概率为21%。

(二)环境因素

外界因素常常触发该疾病的发生。如空气污染、温差的变化、刺激性气体等都可影响鼻腔黏膜,导致疾病的发生。

(三)食物因素

在小儿,食物过敏十分常见,如牛奶、虾、鱼、蛋、贝类、巧克力、水果等。

(四)吸入性变应原

经呼吸道吸入而致敏,包括屋内尘土、动物皮毛、羽绒、真菌、螨等。

(五)其他

内生变应原如某些代谢产物、变性蛋白以及机体病灶内的细菌等微生物。

三、中医病机

本病病位在鼻窍,病变脏腑主要在肺脏,常涉及脾、肾二脏。病理性质主要为虚实夹杂。病初在肺,病机以邪壅肺气,水道失于通调,津液内停,壅塞于鼻窍为主，属实；病久反复发作以肺气虚弱为主，日久累及脾肾，而见虚证或虚中夹实，病机以气虚无力运行，导致津液内停，在上壅塞于鼻窍为主。总之，肺、脾、肾三脏不足为本，津液壅阻于鼻窍是标，二者相互影响，致使病程缠绵，迁延不愈。

（一）肺气虚弱，风寒外袭

鼻鼽患儿平素肺气亏虚，肺主气，开窍于鼻，外合皮毛，卫表不固，腠理疏松，风寒之邪乘虚而入，邪正相争，驱邪外出而鼻痒、喷嚏连连；风寒束肺，肺失宣降，清肃无权，水液不布，津液停聚，因而鼻内肌膜肿胀苍白；气不摄津，泛而清涕连连，水湿壅滞于鼻，故鼻窍不通。

（二）肺脾气虚，水湿泛鼻

肺气的充实，有赖于脾气的运化、输布和肾气的摄纳；脾为后天之本，生化之源，脾虚则诸脏气亦虚，若脾气虚弱，纳运失职，湿浊内停；同时，肺气无以充养，肺失宣降，津液停聚，致水湿浊邪上泛鼻窍，出现鼻塞、打喷嚏，清涕不止。

（三）肾元亏虚，无以温煦

肾主纳气，为气之根，又主命门之火，肾水充盛，吸入之气才能经过肺的肃降，下纳于肾。若肾元亏虚，摄纳无权，气不归元，阳气易于耗散，风邪得以内侵致病。同时肾阳虚，则命门火衰，不能温养脾肺、温化和固摄水湿，寒水上泛而不能自收，内外邪浊结聚鼻窍，可致鼽嚏。因此，本病虽表现在肺，其病理变化与脾肾关系密切。

（四）脾气虚弱，痰浊困阻

素体脾气虚弱，或饮食劳倦伤脾，脾失健运，水湿内停，日久聚湿成痰，痰湿内困，循经上犯鼻窍，故鼻塞不通，流涕不止；同时脾气虚弱，肺失充养，卫表不固，故鼻痒，喷嚏频频。

（五）肺经伏热，风邪外袭

肺经素有积热，肃降失职，风热之邪乘虚而入，邪热上犯鼻窍，故鼻痒，打喷嚏，鼻黏膜充血肿胀，壅塞不通；肺失宣降，则水湿不布，气不摄津，清涕连连，发为鼻鼽。

本病以肺虚、脾虚、肾虚为主，不治可持续多年或呈永久性，花粉病或可转为气喘，因此常年发作者必须积极预防和治疗。鼻鼽儿童患者多因先天禀赋不足，脾气虚弱，随着年龄增长，肾气渐充，经治疗大部分患儿可逐渐痊愈，若反复发病，或治疗失当，致肾气更虚，摄纳失常，较难治愈，且可并发过敏性鼻窦炎、鼻息肉等症。

四、西医病机

鼻黏膜含有大量的血管与神经，并受丰富的感觉神经和自主神经末梢支配。鼻黏膜受到变应原的影响后，通过神经、体液和细胞介导等道路产生一系列的机体反应，引起发生于鼻黏膜的速发型变态反应。

炎症因子在发病过程中起重要作用。变应原进入鼻黏膜，经抗原递呈细胞处理，后者释放的抗原肽信号激活T细胞向 Th_2 细胞分化，合成并释放多种 Th_2 型细胞因子如IL-3、IL-4、IL-5和粒细胞巨噬细胞-集落刺激因子。这类因子促进肥大细胞分化、成熟，增强B细胞IgE合成分泌的能力，IgE与肥大细胞、巨噬细胞和上皮细胞表面的受体结合而使该细胞处于致敏状态。与此同时，对嗜酸性粒细胞有较强趋化作用的细胞因子的合成与分泌增加，如来源于肥大细胞、巨噬细胞、内皮细胞和上皮细胞的黏附因子、IL-3、IL-4、IL-5和各种趋化因子等等，当变应原再次进入鼻黏膜后，变应原与细胞表面的临近两个IgE桥联，使其释放多种炎性介质，这些物质可直接或间接作用于鼻黏膜的血管，导致血管扩张、血浆渗出增加、鼻黏膜水肿；作用于胆碱能神经，使腺体分泌旺盛；作用于感觉神经使黏膜敏感性增高，喷嚏发作，产生相应的临床症状；有的又作用于肥大细胞、嗜酸性粒细胞、巨噬细胞等等，使局部炎性反应进一步加重，导致鼻黏膜的敏感性增高，以至于非变应原刺激也可引起症状发作。

五、病理

为淋巴细胞、嗜酸性粒细胞浸润为主要特征的变态反应性炎症。临床上常见鼻黏膜水肿，血管扩张，腺细胞增生。病理上可见细胞质内空泡形成，细胞容积增大，胞质向管腔内漏出，分泌增加；肥大细胞在黏膜表层乃至上皮细胞间增多。鼻分泌物中可见嗜酸性粒细胞，尤其在接触变应原后数量明显增加：变应原激发后10分钟左右，嗜酸性粒细胞首先吸附到鼻黏膜血管壁，然后穿越黏膜层和黏膜上皮进入鼻腔分泌物中，分泌物中嗜酸性粒细胞计数可达90%。炎细胞脱颗粒并释放大量的炎性介质，如组胺、激肽类、白三烯、前列腺素、血小板活化因子、5-羟色胺等。微循环紊乱，如局部小动脉痉挛和小静脉扩张，毛细血管和静脉充血，上皮细胞水肿和细胞间隙增加，血流缓慢，导致鼻毛细血管漏出液增加，形成大量分泌物。此外，腺体可呈囊肿样变性，假复层纤毛柱状上皮可化生为鳞状上皮。鼻黏膜浅层活化的朗格汉斯细胞（$CD1^+$）、巨噬细胞（$CD68^+$）等HLA-DR阳性的APC增多。并发现在上皮细胞有干细胞因子及多种细胞因子的表达。肥大细胞、嗜酸性粒细胞、巨噬细胞和上皮细胞均有 IgE 受体(FeRI)。此外,上皮细胞存在有诱生型氧化亚氮(iNOS),在抗原的刺激下一氧化氮(NO)生成增加。

六、临床表现

本病以鼻痒、多次阵发性喷嚏、大量水样鼻涕和鼻塞为临床特征。

(一)阵发性鼻痒和打喷嚏

鼻内奇痒多突然发生,继之连续不断地打喷嚏,每次多于 3 个,甚至连续十几个或数十个,多在晨起或夜晚或接触变应原后立刻发作,伴有流泪、眼部发痒,由连续打喷嚏常引起咽部刺痒或隐痛。若变应原为食物常有硬腭发痒。

(二)鼻塞

发作期间多为双侧,持续性,轻重程度不一,接触变应原数量少,时间短,鼻塞则可为单侧、交替性、间歇性。

(三)鼻流清涕

为大量清水样鼻涕,有时可不自觉地从鼻孔滴下。有时候流涕可能是变应性鼻炎患儿唯一的症状,初起可能少而稠,在发作高潮则多而稀,恢复期又少而稠,若有继发感染则呈黏液脓性。由于鼻痒、鼻塞,患儿常常擤鼻、吸鼻、皱鼻或举手擦鼻,称为"变态反应性敬礼"。有的患者可能伴有胸闷、喉痒、咳嗽、腹胀、腹泻、腹痛等症状。

(四)嗅觉减退

因鼻黏膜水肿,含气味分子不能到达嗅区,或因嗅觉黏膜水肿,功能减退所致,多为暂时性,也可因病变严重或屡发而致永久性失嗅。

(五)其他

发作期出现暂时性耳鸣、听力减退、头痛或其他变态反应性疾病。

七、物理查体

物理查体包括鼻部情况、球结膜、下呼吸道和肺部情况。

发作期患儿鼻黏膜水肿,苍白、柔韧;一部分患者常伴有眼睑肿胀、结膜充血。鼻腔有水样或黏液样分泌物,鼻甲肿大,1%麻黄碱可使其缩小,有时可发现中鼻道小息肉。由于鼻塞明显,患儿常常用手将鼻尖上推帮助呼吸,久而久之鼻部形成一水平状外鼻皱褶。在间歇期鼻黏膜呈黯红色。若伴有胸闷、哮喘,听诊可闻及肺部哮鸣音。发作期的鼻分泌物涂片检查可见较多嗜酸性粒细胞。若不伴有哮喘，血清 IgE 水平一般在正常范围内。

八、实验室检查

(一)特异性检查

1.变应原皮肤试验

以适宜浓度和低微剂量的各种常见变应原浸液做皮肤试验(点刺或皮内注射)。皮试前24 小时停用抗组胺药、拟交感神经药、茶碱类、肥大细胞膜稳定剂、糖皮质激素等，长效抗组胺药停用3 天。如患儿对某种变应原过敏，则在激发部位出现风团和红晕。

2.鼻内激发试验

有时为进一步明确，也可以一种可疑变应原行鼻内激发试验，即将变应原置于下鼻甲前端，以激发鼻部变态反应症状，如出现鼻痒、打喷嚏、流涕和鼻塞等为阳性，以确定导致变应性鼻炎的致敏物。由于此检查有一定的危险性，一般不作为常规诊断方法。

3.总 IgE 和特异性 IgE 抗体检测

总 IgE 增高，提示可能有变态反应性疾病，但缺乏特异性。用放射性变应原吸定法(RAST)和放射免疫或酶联法(ELISA)测定特异性 IgE，有较高的敏感性和特异性。

(二)其他辅助检查

鼻分泌物嗜酸性粒细胞计数。取中鼻道内分泌物做涂片，烘干固定，做 Hansel 美蓝-伊红染色，嗜酸性粒细胞分类计数超过 5%时有诊断意义；见有肥大细胞和杯状细胞也有意义，但非特异性；合并感染时含有大量多核白细胞。仅有单纯多核白细胞不能诊断此病。嗜酸性粒细胞阴性也不能排除本病，须反复检查。

九、诊断

本病的诊断主要依靠病史、一般检查和特异性检查。病史对于诊断非常重要，应注意询问发病时间、诱因、症状严重程度，生活或工作环境，家族及个人过敏史，有否哮喘、皮炎等。通过上述方法一般不难作出诊断。长期以来，许多临床工作者对变应性鼻炎的诊断有一个模糊的概念，仅仅凭鼻痒、阵发性喷嚏、清水样鼻漏、鼻塞、鼻黏膜苍白水肿等临床表现即诊断为变应性鼻炎。其实上述症状并非是变应性鼻炎特有的。曾经有一个时期，又把可在鼻分泌物内查到嗜酸性粒细胞作为诊断变应性鼻炎的可靠指标。自从Mygind提出非变应性鼻炎伴有嗜酸性粒细胞增多综合征的概念后，证明这种认识也是错误的。因为嗜酸性粒细胞增多综合征患儿的鼻分泌物中嗜酸性粒细胞100%阳性，但从任何方面都不能证明其与变态反应有关。

十、鉴别诊断

(一)血管运动性鼻炎

临床上大部分“慢性鼻炎”即为此类鼻炎。它是由非特异性刺激诱导的一种以神经递质介导为主的鼻黏膜神经源性炎症。一般认为与自主神经系统功能失调有关。环境温度变化、情绪波动、精神紧张、疲劳、内分泌失调可诱发本病。由于副交感神经递质释放过多，引起组胺的非特异性释放，血管扩张、腺体分泌增多、导致相应的临床症状，其临床表现与变应性鼻炎极为相似，但变应原皮肤试验和特异性IgE测定为阴性，鼻分泌物涂片无典型改变。

(二)非变应性鼻炎伴嗜酸性粒细胞增多综合征

非变应性鼻炎伴嗜酸性粒细胞增多综合征的症状与变应性鼻炎相似，鼻分泌物中有大量嗜酸性粒细胞，但皮肤试验和IgE测定均为阴性，也无明显的诱因使症状发作。嗜酸性粒细胞增多综合征的病因及发病机制不清。

(三)反射亢进鼻炎

反射亢进性鼻炎以突发性打喷嚏为主，发作突然，消失亦快。鼻黏膜高度敏感，稍有不适或感受某种气味，甚至前鼻镜检查时即可诱发喷嚏发作，继之清涕流出。临床检查均无典型发现，该病可能与鼻黏膜感觉神经C类纤维释放过多神经肽类P物质(SP)有关。

(四)急性鼻炎

发病早期有打喷嚏、清涕，但病程短，一般为7～10天。常伴有四肢酸痛、周身不适、发热等症状，早期鼻分泌物可见淋巴细胞，后期变为黏脓性，分泌物中有大量的嗜中性粒细胞。

十一、并发症

由于鼻黏膜与呼吸道其他部位黏膜不仅在解剖结构上连属，而且同属免疫系统的黏膜相关淋巴组织，鼻黏膜变态反应炎症时产生的炎性介质和细胞因子通过不同途径作用于相应部位，便可引起下列并发症。

（一）变应性鼻窦炎

鼻窦黏膜有明显水肿，与鼻腔病理改变类似。一些症状持续较长的患儿容易并发鼻窦炎。儿童较成人的发病率高，大约占60%。X线显示窦腔均匀性雾状模糊，鼻黏膜水肿可使窦口引流不畅，或窦内渐变负压，患者多有头部不适或头痛。如继发细菌、真菌或病毒等感染，可有黏脓性分泌物。

（二）支气管哮喘

可与变应性鼻炎同时发病，或是变应性鼻炎的并发症。变应性鼻炎和支气管哮喘是常见的并发病，常常在一些患者身上共存。至少70%支气管哮喘患者伴有变应性鼻炎，20%～50%变应性鼻炎患者伴有支气管哮喘。气道细胞和分子生物学最新研究证实，炎症在变应性鼻炎和支气管哮喘的发病机制中起着同样关键的作用，它们都是伴有黏膜变应性炎症的免疫性疾病。支气管哮喘多在鼻炎之后发作，此时鼻炎症状多明显减轻，有的患儿仅表现为胸闷、咳嗽，是哮喘的另一种临床类型，即咳嗽变异性哮喘。

（三）鼻息肉

由鼻黏膜极度水肿而形成。鼻黏膜表面为假复层柱状纤毛上皮，上皮基底膜广泛增厚并扩展到黏膜下层，形成不规则的透明膜层。上皮下组织疏松、间隙扩大、腺体增生，有较多的浆细胞、嗜酸性粒细胞、淋巴细胞、肥大细胞。患儿出现鼻塞并持续加重，分泌物多、嗅觉障碍、闭塞性鼻音、打鼾等等。

（四）过敏性咽喉炎

咽痒、咳嗽或有轻度声嘶，严重者可出现会厌、喉黏膜水肿而有呼吸困难。在小儿尤其容易出现喉阻塞。变应原一般多为食物、药物、吸入物等变应原。

（五）分泌性中耳炎

表现为耳闭、耳鸣、听力下降，鼓膜色泽改变、饱满或内陷。可随鼻部症状的变化而有波动性，时轻时重，与耳咽管阻塞有关，可能与接触变应原与否有关。

十二、中医治疗

（一）辨证要点

本病属本虚标实证，当辨清标本虚实的主次。初病或急性期多偏于标实，为邪气壅阻鼻道；间歇期或反复发作者，多偏于虚或虚实夹杂。虚者应区别肺脾肾虚损，实者可兼有风寒、郁热、瘀血等邪。治疗当辨别邪正虚实。遵循“急则治标，缓则治本”的原则，标实者治以祛邪，属寒者温散，属热者清化，兼瘀者活血；本虚者治以扶正，分别或兼予补肺、健脾、温肾等法。虚实夹杂者标本同治。

（二）辨证治疗

1.临证要点

（1）本病多因肺气虚弱，风冷邪气乘虚而入所致，且好发于冬春季节，故一般以寒证为多，热证较少。临证必须根据流涕的色、质、量及全身情况辨清寒热的属性。

（2）初起或急性发作期，以标实为主，多是风寒袭肺型、肺经伏热型，其中风寒袭肺型最为多见，故温肺散寒为常用治法。若风寒日久，郁而化热，可转为肺经伏热型，治当清肺泻热。若宿体阳盛，热伏于内，复感风寒，肺失宣肃，津液停聚，壅塞清窍，此为寒热错杂型，即寒包火证。治宜宣肺解表，清热通窍，寒温并用。若风邪侵袭，水液不行，停而为饮，扰于鼻窍，可从“饮”论治，以利其湿而止其涕，化其饮而疏其流。

（3）反复发作者多为虚实夹杂证候，治疗必须予以兼顾。若肺肾气虚，卫表不固，固摄无权，复感风寒者，治当温补肺肾，疏风散寒并举；肺经伏热，日久不去，易伤肺肾之阴，而出现阴虚肺热证，治宜滋养肺肾，清热泻火并重。

（4）病久，寒、饮、热邪壅滞静脉，或阴虚血少，血行迟滞，均可导致瘀阻清窍，治以祛邪或扶正之时，应结合活血化瘀法。

（5）缓解期以正虚为主，虽有肺虚、脾虚、肾虚的不同，但以肺肾两虚为关键，其中又有气虚、阴虚、阳虚的差异，而以气阳不足为多见。治疗重在培补正气。早期以气虚为主，多见肺脾气虚，日久损阳及阴，由肺脾及肾，宜分别脏腑采用益气、温阳、滋阴之法。

（6）鉴于本病为鼻黏膜的变态反应性疾病，与素体禀赋不足（即过敏性体质）有关，往往因外界刺激因素而诱发。故在辨证论治的基础上，可酌情使用祛风通窍的抗过敏药物，如地龙、蝉蜕、蜂房、辛夷花、僵蚕、徐长卿、苍耳子等。

（7）根据“治风先治血，血行风自灭”的理论，对病久风邪不清者，也可配伍养血和血药物，如当归、川芎、生地黄、丹参、茜草等。若有鼻息肉者，可加入化痰散结之品，如海藻、海浮石、浙贝母、白芥子等。

（8）本病一般预后良好，如能及时治疗，注意摄生，可使病情控制或痊愈。如长期不愈，迁延日久，出现鼻塞头昏，可影响记忆力，对健康、工作不利。

2.辨证分型

（1）风寒袭肺型。

证候特点：鼻腔奇痒，喷嚏频作，清涕不止，鼻塞不通，甚者嗅觉减退，遇冷则发，冬季加重，头昏胀痛，或伴有恶寒微热，咳嗽痰白，有泡沫，舌苔薄白，脉浮紧或浮缓。

治法：温肺散寒，祛风宣窍。

代表方剂：荆防败毒散和麻黄汤加减。

常用药物：荆芥、防风、羌活、前胡、川芎、麻黄、桂枝、桔梗、苍耳子、生姜、大枣、甘草等。

加减：若涕多难止者，加乌梅、荜茇温经敛涕；鼻痒甚者，加地龙、蝉蜕祛风止痒；伴肺卫气虚者，去麻黄、前胡，加黄芪、白术、白芍益气固表，调和营卫。

(2)肺经伏热型。

证候特点：鼻塞作痒，狂嚏不止，时流黄涕或白色黏涕，嗅觉减退，遇热发作，夏季加重，头昏且痛，口燥咽干，或伴咳嗽痰黄，舌质红，苔薄黄，脉弦数。

治法：清肺泻热，开通鼻窍。

代表方剂：芎芷石膏汤加减。

常用药物：川芎、白芷、石膏、黄芩、桑白皮、茜草、紫草、杏仁、甘草。

加减：若咳嗽剧烈者，加桔梗、牛蒡子宣肺止咳；夹风者，加薄荷、桑叶、蝉蜕祛风除涕；口干、舌红少苔者，加知母、麦冬、芦根清热生津。

(3)肺气虚寒型。

证候特点：清晨或遇风寒则鼻窍奇痒，喷嚏连作，清水样涕，量多不已，或伴鼻塞，得温则减，畏寒倦怠，面白气短，动辄汗出，舌淡苔薄白，脉细弱。

治法：温补肺气，散寒固表。

代表方剂：温肺止流丹、玉屏风散合苍耳子散加减。

常用药物：生黄芪、炒白术、细辛、苍耳子、荆芥、防风、蝉蜕、大枣、乌梅、五味子、甘草等。

加减：若清涕不止者，加益智仁、诃子等敛肺止涕。

(4)脾气虚弱型。

证候特点：鼻流清涕，反复不愈，面色萎黄，形体消瘦，肢体困重，纳少腹胀，大便溏薄，舌质淡红，边有齿痕，苔薄白腻，脉濡弱或虚缓。

治法：益气健脾，渗湿升清。

代表方剂：补中益气汤加减。

常用药物：党参、黄芪、白术、当归、甘草、陈皮、升麻、柴胡、茯苓、泽泻、蝉蜕等。

加减：若鼻塞不通者，加细辛辛温通窍；清涕多者，加诃子、石榴皮、五味子等敛涩止涕；浊涕多者，加藿香、佩兰等芳化湿浊；食滞腹胀者，加山楂、神曲，减少黄芪、甘草的用量。

(5)肾气亏虚型。

证候特点：鼻痒流涕，喷嚏频频，反复发作，早晚为甚，腰膝酸软，形寒怕冷，夜尿频多，舌质淡，脉沉细；偏于肾阴虚者面色潮红，舌质红、少苔，脉细弱。

治法：温肾固摄。

代表方剂：用金匮肾气丸加减。

常用药物：制附子、熟地黄、山萸肉、肉桂、金樱子、仙茅、党参、黄芪、杜仲、菟丝子等。

加减：偏于阴虚者去附子、肉桂、仙茅，加首乌、女贞子、龟甲、牡丹皮、知母等。

(三)其他治疗

1.外治疗法

(1)粉剂吹鼻：瓜蒂散吹鼻，每2～3天1次，或碧云散吹鼻，每天3次。

(2)滴鼻剂：1%～3%麻黄碱滴鼻液，或滴鼻宁滴鼻。

(3)涂鼻剂：鹅不食草干粉，加入凡士林制成药膏，涂入鼻腔，每天2～3次。

(4)嗅剂：用白芷、鹅不食草、川芎、辛夷花、细辛共研末，放瓶内备用，发病时频频嗅之。

2.针灸疗法

(1)针刺疗法。取穴如下：①迎香、禾、上星、风府。②禾、百会、合谷、天柱。③迎香、命门、风池、大椎。以上3组穴位轮流使用，直刺留针20～30分钟，隔天1次，7次为1个疗程，休息1周，开始下1个疗程，大部分在1～2疗程时见效。

(2)穴位注射：按上述选穴注射维丁胶性钙、维生素B_1、胎盘组织液、50%当归注射液，每次0.5～1 mL，每天1次，10次为1个疗程。

(3)穴位封闭：用50%当归注射液1 mL，取4号针头在迎香穴(双)注入0.5 mL，每天1次，7次为1个疗程。

(4)艾灸：取百会、上星、身柱、命门、神阙、气海、中脘、曲池、涌泉、足三里、三阴交，悬灸或艾炷直接灸(神阙、涌泉不能直接灸)。每次选穴3～4个，悬灸20分钟。

(5)耳穴：主穴取肺、内鼻、外鼻、肾上腺、内分泌、过敏区、脾、肾、神门。先将各穴点用75%乙醇消毒后，取已消毒的王不留行籽置于小块胶布中间，贴在双耳穴位上，按压使耳部产生胀、痛、重的感觉，每天3次以上，力度适中，每次按压30余下，5天换药1次，休息2～3天，4次为1个疗程。

3.拔火罐法

每天在神阙穴拔火罐。治疗时每分钟拔罐1次，共拔3次，连续3天。此后根据病情，隔天1次，10次为1个疗程。

4.按摩疗法

(1)面浴法：患者以两手鱼际部或掌心互相摩擦至极热时，即沿两侧鼻翼部，自上而下，并以掌心按摩面部及项后枕部皮肤，按摩时用力要轻柔，每次按摩10～15分钟，每天2～3次。

(2)冷热淋浴：稍做预备操后入浴，先以冷水淋浴全身，再以毛巾拭干并摩擦皮肤至热，再以38～41 ℃热水淋浴，拭干，摩擦皮肤同前，最后再用冷水淋浴，拭干后摩擦皮肤至温暖潮红，即穿衣出浴。此法从夏天开始，至秋凉为止。平素体弱者，可用冷热水两盆交替洗面部10次，高血压患儿慎用。

5.气功疗法

宜练保健十三式，养内功为主，亦可酌情选用八段锦、放松功、强壮功。练功时，站、立、卧式均可，初学者以平坐式为好。闭目静默1～3分钟，然后意念全身从头到脚依次放松，特别注意肩部和胸部放松，气沉丹田，鼻吸鼻呼(鼻塞不通，可用口呼吸)。每天练习1～3次，每次30分钟。

6.食疗药膳

(1)黄芪莲子炖猪肺：黄芪、莲子各50 g，猪肺1具洗净，加水、作料，炖至猪肺熟时，加食盐调味，饮汤，食用猪肺、莲子。适用于肺脾气虚者。

(2)枸杞羊肾粥：枸杞子100 g，羊肾1个切细，羊肉50 g切细。葱30 g，粳米250 g，共煮粥，调盐适量，分次食用。适用于肾阳虚者。

(3)生姜葱白粥：生姜、葱白各12 g，粳米50～100 g。同煮粥食。适用于风寒袭肺者。

7.单方验方

(1)辛夷花3 g放入杯中，用开水冲焖5分钟左右，频饮，每天1～2剂。适用于变应性鼻炎急性期。

(2)二花薄荷饮：菊花、栀子各10 g，薄荷、葱白各3 g，沸水冲泡，加蜂蜜调味，代茶饮。适用于风热上干或肺经伏热者。

(3)氯苯那敏400 mg，冰片2 g，共研细末，吹入鼻孔少量，每天2～3次。

(4)蝉蜕30 g研细末，每服1.5 g，每天2次。适用于受风所致的变应性鼻炎。

(5)白芷、鹅不食草、川芎、辛夷花、细辛,共研末,放瓶内,时时嗅之。

(6)将有空胶布贴于印堂穴上,在孔内放约 2 mg 斑蝥粉,再盖上一层胶布,24 小时后揭去。3 次为 1 个疗程。

(7)斑蝥、白芥子各 20 g 研末,以 50%二甲亚胺调成软膏状,交替贴于两侧内关或外关穴,24 小时后揭去。3 次为 1 个疗程。

(8)独头蒜 4~5 个,捣烂,敷足心,用胶布贴之。

十三、西医治疗

治疗原则是尽量避免变应原,正确使用抗组胺药和肾上腺皮质激素,如有条件可行变应原减敏疗法。

(一)避免接触变应原

防止机体暴露于致敏物是最有效的特异性治疗方法。可用“避、忌、替、移”四个字来概括:“避”就是对已经明确的变应原,应尽量避免与之接触;“忌”就是不用一切可疑或已知的致敏物;“替”是尽量找到与致敏物作用相似,但对人体不过敏的物资替代;“移”是让某些已知的与患儿经常接触的致敏物离开其生活环境。如花粉症患者在花粉播散季节应尽量减少外出。对真菌、屋尘过敏者应保持室内通风、干爽等。对动物皮屑、羽毛过敏者应避免接触动物、禽鸟等。

就避免疗法而言,对变应性鼻炎患儿的建议如下:①将宠物置于卧室外,最好是户外;②避免吸烟和被动吸烟;③经常清洗居所的一些易生长真菌的区域如厨房、浴室、地下室、窗台等(真菌敏感);④避开真菌易长区域:潮湿、不通风的地方,避免在阁楼和地下室睡觉;⑤使用空调以去湿和降温,关闭窗户以避开户外变应原(户尘螨和花粉敏感);⑥妥善包裹枕头、草垫和吸尘器(户尘螨敏感);⑦更换被螨严重污染的垫子、枕头,尽量避免使用羽绒枕(户尘螨敏感);⑧热水(60 ℃)洗涤床单和床垫等(户尘螨敏感);⑨经常进行地毯吸尘和清洁地面,将其移到户外或喷洒杀螨剂(户尘螨敏感);⑩减少物体表面蓄积尘埃,如架子、动物标本、书籍、储存的地毯和羊毛等。

(二)药物治疗

由于服用简便,效果明确,是治疗本病的首选治疗措施。

1.抗组胺药

能与炎性介质组胺竞争 H_1 受体,为组胺 H_1 受体拮抗剂。对治疗鼻痒、打喷嚏和鼻分泌物增多有效,如苯海拉明、异丙嗪、茶苯海明、氯苯那敏等常作为一线药物，但对有明显嗜睡作用的抗组胺药，从事驾驶、机械操作、精密设备等人员不宜服用，而应改用无嗜睡作用的第二代长效抗组胺药，如特非那定、阿斯咪唑、西替利嗪、波利玛朗、氯雷他定等，但此类药物中的特非那定和阿斯咪唑偶可引起心电图 Q-T 间期延长、尖端扭转型室性心动过速，应注意不能过量，不能与酮康唑、伊曲康唑和红霉素合用。近年来已有鼻内局部用的抗组胺药，如左卡巴斯汀鼻喷剂。第三代抗组胺药已经问世，它是第二代抗组胺药的代谢物，具有显著优点，包括对心脏传导组织无影响。非索那汀为特非那汀的代谢物，已用于临床；(氯雷他定代谢物)和(阿斯咪唑代谢物)已进入Ⅱ期和Ⅲ期临床试验。它们的疗效同母制剂相当或更好，而且有良好的安全性。

2.减充血剂

多采用鼻内制剂局部治疗鼻塞。造成鼻黏膜肿胀的容量血管有两种受体即肾上腺素能受体 α_1 和 α_2，前者对儿茶酚胺类敏感，常用 0.5%麻黄素(2 岁以下的儿童禁用)，其作用是可使小血管收缩、通透性降低，从而减少黏膜水肿和渗出；后者对异吡唑林类的衍生物敏感，如羟甲唑林，但儿童原则上不宜使用。

3.生理性海水鼻腔喷雾剂

海水中含有人体所需的矿物质和海水微量元素。海水微量元素中，包括杀菌元素(银和锌)、消炎元素(铜)、抗过敏元素(锰)。它以适当的压力与 0.7 μm 的水雾体冲洗鼻腔时，鼻纤毛底部的脏物会经冲洗被带走，可使长期伏倒的鼻纤毛能脱离纠结的赃物“站立”起来，恢复鼻腔黏膜分泌黏液及纤毛运动的正常功能，并利用渗透压的原理，减轻鼻黏膜的肿胀，保持鼻腔湿润，恢复鼻黏液的正常 pH。同时经冲洗后能迅速消除鼻腔内的过敏性物体颗粒，如花粉、尾气、灰尘微粒等，避免变应原与鼻黏膜接触。生理性海水鼻腔喷雾剂不含药物，不含激素，无毒副作用。

4.肥大细胞稳定剂

色甘酸钠能稳定肥大细胞膜，防止其脱颗粒释放介质。临床上应用 2%溶液滴鼻或喷鼻。可长期用于变应性鼻炎。酮替芬、波利玛朗也有膜稳定作用。

5.局部糖皮质激素

在变态反应炎症的各个阶段，都能发挥抑制炎症的作用，降低血管的通透性，减弱腺体对胆碱能刺激的反应，减少炎性介质和细胞因子的产生，抑制炎性细胞的浸润。儿童全身使用糖皮质激素的机会不多，鼻用局部糖皮质激素有滴剂和喷剂，目前多用喷剂。这类糖皮质激素的特点是对鼻黏膜局部作用强，并且不易吸收至全身,常用的有辅舒良,内舒拿、伯可纳等。含地塞米松的滴鼻液不宜长期使用。

鼻内皮质类固醇用于缓解上呼吸道变态反应症状,如打喷嚏、鼻充血、流涕等,同时对变应性咽部刺痒、咳嗽及季节变应性哮喘有明显的效果。皮质类固醇的主要不良反应是局部发干和刺激性,表现为刺痛、烧灼感和打喷嚏、黏膜干燥,伴鼻出血或血性分泌物,鼻中隔穿孔。长期鼻内应用该类药物的患者,应定期进行鼻腔检查,鼻中隔穿孔多由于用法不当造成的,应尽量避免药物接触鼻中隔。预防的方法是用药时对着镜子,左手喷雾右侧鼻侧,右手喷雾左侧鼻侧,可减少这些并发症。水质喷雾剂可避免药品在鼻腔内聚积,减少局部刺激,并且可以安全地应用于儿童。

6.抗胆碱能药物

主要是异丙托品,局部应用可减少鼻腔分泌物,但又很少吸收,无全身抗胆碱的不良反应。

(三)特异性疗法

始于1991年,是在临床上确定变态反应疾病的变应原后,将该变应原制成变应原提取液,通过逐渐增加剂量、反复给患儿注射或其他途径接触特异性变应原,使患儿对该变应原的耐受能力提高,从而达到再次暴露于该变应原后不再发病,或虽然发病但症状大大减轻的目的。1997年WHO又将此疗法称为特异性变态反应疫苗治疗,又称脱敏疗法。

由于儿童鼻部变态反应性疾病常常伴有哮喘的可能,所以该免疫疗法具有其积极意义。曾经认为免疫疗法能使机体产生“封闭抗体”以阻断变应原与IgE的结合,最近的研究发现其作用机制是抑制T细胞向Th_2细胞转化从而减少Th_2型细胞因子的产生。根据变应原试验结果,用变应原阳性的浸液从极低浓度开始皮下注射,每周2～3次,逐渐增加剂量和浓度,数周(快速脱敏)或数月注射至一定的浓度改为维持量。总疗程数月至数年不等。免疫治疗的关键是要求高质量的变应原和正确的治疗方案。此外该疗法必须连续治疗,疗程较长,部分患儿难以坚持。当然,免疫疗法也不能被对症疗法取代,它的优点是对症药物所不具备的,其可能防止变应性鼻炎发展为哮喘,一个正规疗程的免疫疗法可给变应性鼻炎的患儿带来数年的症状缓解期等。免疫疗法与对症药物比较,要想取得突破性的进展,必须克服自身的缺陷,如提高安全性、减少全身不良反应、缩短疗程等。目前国内外都已开展快速脱敏治疗,疗程缩短至数月,虽然不良反应发生率较高,但一般不影响继续治疗,疗效类似于常规免疫治疗。为了提高安全性，近年来对变应原修饰、重组变应原、抗原肽免疫、变应原 DNA 疫苗及给药途径等进行了大量的研究，但这方面的工作仍有待积累经验，不断改进。

目前认为免疫治疗是“唯一的针对病因”的治疗变应性鼻炎的方法。其给药途径主要是皮下注射，经舌下含服途径给药也在临床研究中。为了减少变应原疫苗的变应原性、增强其免疫原性，基因重组变应原疫苗和佐剂增强型变应原疫苗的研究也在进一步探讨中。

参考文献

[1] 郝菊美.现代儿科疾病诊疗[M].沈阳:沈阳出版社,2020.
[2] 孙荣荣.临床儿科诊疗进展[M].青岛:中国海洋大学出版社,2019.
[3] 张淼.儿科疾病治疗与保健[M].南昌:江西科学技术出版社,2020.
[4] 董善武.现代儿科诊疗实践[M].北京:科学技术文献出版社,2018.
[5] 于吉聪.临床儿科诊疗进展[M].哈尔滨:黑龙江科学技术出版社,2020.
[6] 达志海,梁殿哲.最新儿科疾病诊疗指南[M].兰州:甘肃文化出版社,2017.
[7] 高玉.临床儿科疾病诊治[M].北京:科学技术文献出版社,2019.
[8] 季坚卫.当代儿科诊疗研究[M].南昌:江西科学技术出版社,2018.
[9] 凌春雨.儿科疾病应用与进展[M].天津:天津科学技术出版社,2020.
[10] 吴捷.实用基层儿科手册[M].北京:科学出版社,2020.
[11] 梁霞,邢娜,陈洋.儿科疾病诊疗与临床实践[M].哈尔滨:黑龙江科学技术出版社,2018.
[12] 周春清.儿科疾病救治与保健[M].南昌:江西科学技术出版社,2020.
[13] 王艳.实用儿科疾病诊疗技术[M].长春:吉林科学技术出版社,2017.
[14] 张姣姣.儿科呼吸疾病诊断与治疗[M].汕头:汕头大学出版社,2018.
[15] 万忆春.实用儿科疾病诊疗精要[M].长春:吉林科学技术出版社,2019.
[16] 牟丽萍.儿科常见病诊断与治疗[M].北京:科学出版社,2020.
[17] 崔霞.实用儿科常见病中医外治法[M].北京:中国中医药出版社,2018.
[18] 潘朝云.儿科中医外治集萃[M].北京:阳光出版社,2020.
[19] 杨红新,邓亚宁.儿科常见病临证经验[M].郑州:河南科学技术出版社,2019.
[20] 蒙来成.循证儿科重症医学[M].广州:中山大学出版社,2020.
[21] 索有梅.儿科疾病诊断治疗与新生儿诊疗应用[M].武汉:湖北科学技术出版社,2018.

[22] 褚付英.中西医结合儿科疾病诊疗学[M].长春:吉林科学技术出版社,2017.
[23] 王丽杰.儿科急危重症救治手册[M].郑州:河南科学技术出版社,2019.
[24] 张娟.儿科疾病诊疗与康复[M].天津:天津科学技术出版社,2018.
[25] 孙广斐.临床儿科疾病诊断与治疗[M].沈阳:沈阳出版社,2020.
[26] 朱学龙.儿科临床实践[M].昆明:云南科技出版社,2018.
[27] 叶进.儿科常见病外治疗法[M].北京:中国中医药出版社,2017.
[28] 王惠萍.临床儿科疾病治疗学[M].北京:中国纺织出版社,2020.
[29] 徐晖.儿科实习精要[M].西安:西安交通大学出版社,2018.
[30] 董玉珍.常见儿科疾病治疗精粹[M].哈尔滨:黑龙江科学技术出版社,2020.
[31] 王显鹤.现代儿科疾病诊治与急症急救[M].北京:中国纺织出版社,2020.
[32] 贾海霞.儿科疾病诊疗[M].昆明:云南科技出版社,2018.
[33] 刘小虎.现代儿科疾病诊治[M].长春:吉林科学技术出版社,2019.
[34] 车媛媛.儿科常见病诊断与治疗学[M].天津:天津科学技术出版社,2020.
[35] 武琪琳.新编儿科治疗学[M].长春:吉林科学技术出版社,2018.
[36] 陈诗燕,欧华东,邓玲灵.彩色多普勒超声诊断小儿先天性心脏病的临床分析[J].中国现代药物应用,2020,14(23):1-3.
[37] 缪勇,冯华,唐文静.炎琥宁联合西咪替丁在小儿流行性腮腺炎治疗中的疗效分析[J].中外女性健康研究,2020(15):56-56+69.
[38] 李杰.小儿柴桂退热颗粒辅助治疗小儿急性上呼吸道感染 58 例临床观察[J].中医儿科杂志,2020,16(3):77-79.
[39] 孔凡鑫,王恒珍.吗替麦考酚酯与泼尼松联合用药治疗小儿紫癜性肾炎临床效果分析[J].临床医药实践,2020,29(2):96-99.
[40] 胡凤鸣,钟锦炜,毕礼思.去甲肾上腺素与多巴胺在治疗新生儿休克中的临床对比研究[J].现代医院,2020,20(6):907-910.